Eugen Franz Heinrich Ritter: Von der Neuroborreliose zum Hoffnungsträger

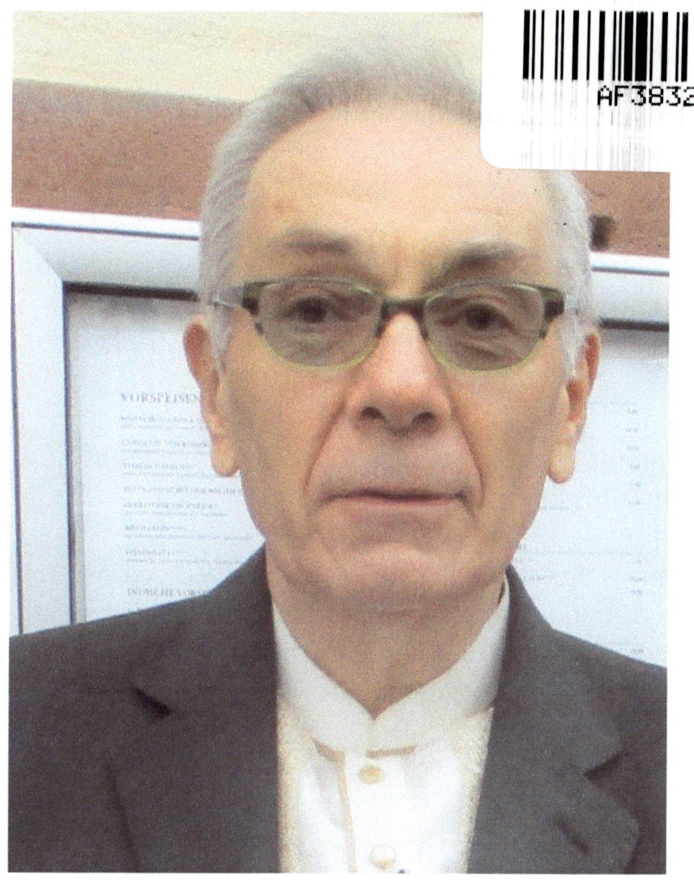

1951 erblickte Eugen Franz Heinrich Ritter in Aschaffenburg das Licht der Welt. Als Kunsterzieher prägte er junge Menschen, bis ihn mit 55 Jahren eine schwere Neuroborreliose aus dem Berufsleben riss. Die Schulmedizin sah keine Hoffnung, doch Eugen gab nicht auf.

2009 zog er mit seiner Frau auf die Philippinen. Getrieben von positivem Denken und unbändigem Willen forschte er unermüdlich nach Heilung. Vier Jahre später war sein Kampf von Erfolg gekrönt.

Auf seiner ganzheitlichen Webseite und in seinem ersten eBook "Die wahren Gesundheitstipps" (2015) teilt er sein Wissen mit Schwerstkranken und schenkt ihnen Mut und Hoffnung.

Der Verlust seines Vaters und seiner Geschwister an Krebs spornte ihn zu einem weiteren Werk an: "Krebs heilt man anders" vereint die besten naturheilkundlichen Therapien und bringt Licht ins Dunkel.

Eugen oberstes Ziel ist und bleibt es, keinen Schaden zuzufügen (Primum non nocere).

Eugen Franz Heinrich Ritter: Ein Mann, der aus eigener Erfahrung weiß, was es bedeutet, schwer krank zu sein. Ein Mann, der die Kraft des positiven Denkens und der Naturheilkunde für sich und andere nutzt. Ein Mann, der Hoffnung gibt, wo andere sie verloren geglaubt haben.

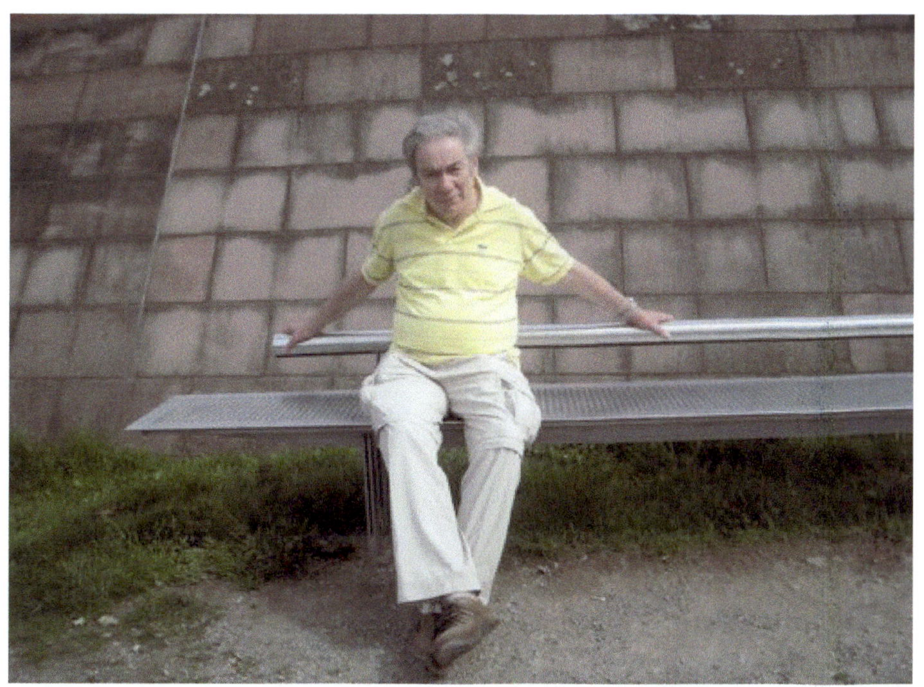

Ich litt massiv unter meinen gesundheitlichen Problemen und den späten Symptomen der Borreliose.

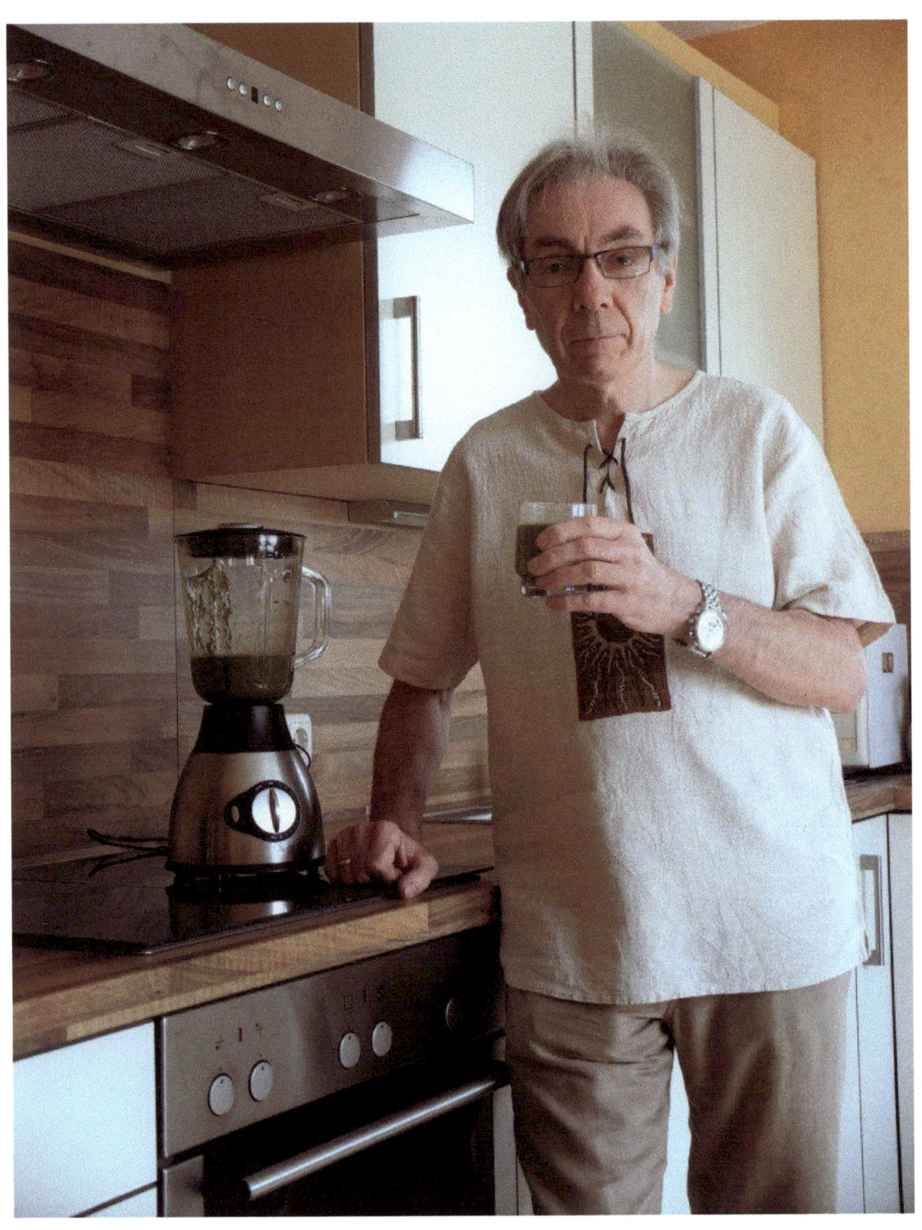

Eugen Ritter mit seinem legendären Moringasmoothie

Sehr geehrte Leserinnen und Leser,

die traurige Bilanz zeigt uns täglich, wie unzählige Menschen qualvoll an Krebs sterben, weil wirksame Mittel dagegen nicht rechtzeitig verabreicht werden.

Wie uns die Schulmedizin bei Krebs hilft und teilweise kläglich versagt, habe ich bereits auf meiner umfangreichen Webseite im Untermenü "Was läuft falsch bei Krebs?" ausführlich erläutert.

Sollte sich jemand für eine schulmedizinische Behandlung entscheiden, ist es ratsam, sich im Vorfeld darüber zu informieren. Generell müssen dabei begleitende Maßnahmen berücksichtigt werden, die meiner Meinung nach zwingend erforderlich sind.

Dazu gehört:

- Entgiften und Ausleiten von Schadstoffen
- Umstellung auf zuckerfreie und basische Ernährung
- Gut eingestellter Vitamin-D-Spiegel auf 80-100 ng
- Geregelter Tagesablauf mit ausreichend Ruhephasen

Diese Maßnahmen sind umgehend erforderlich, um die starken Nebenwirkungen einer Chemo- oder Strahlentherapie abzumildern.

Ignoriert der behandelnde Therapeut wichtige Aspekte der Erkrankung, sollte man die Behandlung ablehnen. Ein derart mangelndes Eingehen auf die individuellen Bedürfnisse des Patienten grenzt an ein Versagen, dessen Ausmaß sich mit Worten kaum beschreiben lässt. Jeder Patient hat das Recht auf eine umfassende Aufklärung vor jedem Eingriff. Es ist daher nicht verwunderlich, dass sich immer mehr Menschen von der

Schulmedizin abwenden, wenn sie mit einer Krebsdiagnose konfrontiert werden.

In Zeiten von Informationsflut und fragwürdigen Online-Quellen ist es wichtiger denn je, seriöse Informationen rund um die Gesundheit zu finden. Begleiten Sie mich auf eine Entdeckungsreise und lernen Sie meine vitalstoffreiche Teekur mit ganzheitlichem Ansatz kennen.

Bambusblättertee, Moringa und Papayablättertee bilden den Schlüssel zu einem gesunden und langen Leben.

Die Gesundheitswelt im Internet ist voll von irreführenden Informationen, die oft mehr Schaden als Nutzen anrichten. Umso wichtiger ist es, auf seriöse Quellen und fundierte Informationen zu setzen.

Die Entstehung eines seriösen und transparent nachvollziehbaren eBooks ist ein schrittweiser Prozess, der sowohl Zeit als auch fundiertes Hintergrundwissen erfordert.

Ich möchte betonen, dass ich weder Arzt, Heilpraktiker noch Apotheker bin. Die naheliegende Frage mag sein: Woher stammt mein umfassendes Fachwissen? Ein kurzer Einblick verdeutlicht jedoch rasch, wie dieses Wissen erlangt wurde.

Die Erfahrungen mit meiner eigenen chronischen Neuroborreliose sowie den zahlreichen Krebserkrankungen in meiner Familie haben mich dazu veranlasst, intensiv die Ursachen solcher Krankheiten zu erforschen. Zugleich war es mein persönliches Anliegen, einen gesunden und langfristigen Weg zur Gewichtsreduktion und Erreichung eines Wohlfühlgewichts zu finden.

Über einen Zeitraum von mehr als vier Jahren habe ich umfassend recherchiert und Nahrungsmittelunverträglichkeiten sowie Verträglichkeiten ausführlich getestet und in meinen Tagebüchern genau dokumentiert. Durch die Analyse von Tausenden von Webseiten im Laufe der Jahre konnte ich mein Ziel erreichen. Bereits seit 2015 besteht meine ganzheitliche Webseite sowie mein eBook, die authentische Gesundheitstipps zur Bewältigung von Borreliose und anderen chronischen Erkrankungen bieten.

In meinem ersten eBook ist bereits in komprimierter Form meine Kombinations-Teekur enthalten. Angesichts der wachsenden Anzahl von Anfragen von Betroffenen zum Thema Krebs habe ich mich dazu entschlossen, ein weiteres Buch zu veröffentlichen.

In dieser neuen Lektüre werde ich mich eingehender mit der Wirkung meiner Kombinations-Teekur auseinandersetzen und die einzelnen Inhaltsstoffe ausführlicher erläutern. Zusätzlich werde ich in diesem Buch die Wirkung von Weinblättern, Knoblauch, Lapacho-Tee, Guaveblätter-Tee, Schwarzkümmel, grünem Tee, Löwenzahn-Therapie und Kapuzinerkresse als natürliches Breitband-Antibiotikum behandeln. Einige dieser Substanzen sind derart vielseitig, dass man allein darüber ein Buch mit 500 Seiten verfassen könnte. Doch um ehrlich zu sein, das liegt nicht in meinem Interesse und würde den Leser regelrecht überfordern. Daher halte ich stets daran fest: Weniger ist mehr.

Bei der Darstellung der einzelnen Inhalte habe ich mich auf das Wesentliche konzentriert und sachlich formuliert. Dies genügt für jedes behandelte Thema vollkommen. Üblicherweise gibt es rund 300 alternative Anwendungen im Bereich Krebs. Jedoch ist die Studienlage bei vielen davon dünn und unzureichend. Die effektivste und erfolgreichste Therapie bei Organ-Krebs ist nach wie vor das

Papain, das sehr gut dokumentiert und seine Wirkung belegt ist. Auch heimische Heilpflanzen im Zusammenhang mit Krebs werden behandelt, wobei nur das Beste vom Besten beschrieben wird.

Im Streben nach Gesundheit wünscht sich der Erkrankte oft eine rasche Genesung und dauerhafte Gesundheit. Jedoch verläuft nicht alles sofort reibungslos, insbesondere wenn mehrere gesundheitliche Baustellen im Körper vorhanden sind, erfordert dies Geduld und Zeit.

Durchhaltevermögen und Disziplin spielen dabei eine entscheidende Rolle. Vernachlässigt man diese, so ist es nicht verwunderlich, wenn Fortschritte nur schrittweise erzielt werden. Seit 2010 gehören Bambusblättertee Palmate, das Multitalent Moringa und Papayablättertee fest zu meinem täglichen Gesundheitsritual.

Es ist wichtig, keine Zeit zu verlieren und sich intensiv mit diesem Thema auseinanderzusetzen. Für mich beginnt ein gesundes Frühstück bereits mit Bambusblättertee. Früher war der Konsum von zwei Tassen Kaffee für mich üblich, doch im Laufe der Zeit wurde mir bewusst, dass dies nicht nur abhängig machte, sondern auch meinen Magen übersäuerte.

Nach wie vor behaupten viele Menschen, dass Kaffee am Morgen einen Muntermacher darstellt. Dies mag einerseits zutreffen, doch oft liegt die Ursache darin, dass man nicht ausreichend ausgeschlafen hat. Meine Faustregel lautet daher, gegen 22 Uhr schlafen zu gehen. Auf diese Weise ist man am Morgen ausgeruht und kann den Tag mit einer gesünderen Alternative beginnen.

Bambus und seine medizinische Anwendung:

Die tropische Bambuspflanze offenbart sich als wahrer Alleskönner mit etwa tausend Unterarten, von denen jedoch bis heute keine genaue Anzahl erforscht ist.

Bereits vor dreitausend Jahren wurde die Bambuspflanze im indischen Ayurveda sowohl für medizinische Zwecke als auch für den Bau von Hütten und Alltagsgegenständen genutzt.

Zunächst möchte ich jedoch die medizinischen und heilenden Eigenschaften erläutern.

Für einen Teeaufguss werden hauptsächlich die Blätter der Sorten Palmate und Sasa verwendet. Zur Zubereitung nimmt man etwa drei Esslöffel getrocknete Bambusblätter auf einen Liter kochendes Wasser und lässt sie fünf bis zehn Minuten ziehen. Der Bambustee kann auch ein zweites Mal aufgebrüht werden, allerdings nimmt seine Wirkung dabei deutlich ab, bleibt jedoch ein gesunder Durstlöscher.

Die Teeblätter sollten erst entfernt werden, wenn der Tee vollständig aufgebraucht ist. Zu Beginn habe ich mir eine hochwertige 1,5-Liter-Teekanne aus Edelstahl zugelegt, die damals zwar recht kostspielig war - etwa 40 € im hochwertigen Segment - jedoch äußerst stabil und über Jahrzehnte hinweg haltbar ist.

In Bezug auf günstigere Edelstahl-Teekannen könnte sich der Geschmack durch das Material anreichern, weshalb sie nicht unbedingt zu empfehlen sind.

Bewährte Varianten aus Porzellan oder Glas sind die gängigsten, wenngleich sie auch als zerbrechlich gelten. Letzten Endes muss jedoch jeder für sich selbst entscheiden, welche Variante seinen Bedürfnissen am besten entspricht.

Persönlich genieße ich meinen Bambusblättertee von früh bis zum Mittagessen. Aufgrund seines milden Aromas wird er jedoch von vielen Menschen auch über den Tag verteilt getrunken. Eine Überdosierung ist nicht möglich, und es treten auch keine Nebenwirkungen auf. Falls jemand den Tee in zu großen Mengen konsumiert, wird er einfach ungenutzt über den Urin ausgeschieden. Wie bereits erwähnt, ist dieser Tee auch für Kleinkinder geeignet, wobei bereits 0,2 Liter über den Tag verteilt ausreichend sind. Es ist wichtig, den Tee nicht zusätzlich zu süßen, da er bereits genügend Fruchtzucker enthält. Allzu süße Getränke können abhängig machen und sowohl dem Zahnfleisch als auch der Verdauung schaden.

Der Großteil des Bambusblättertees stammt aus dem südlichen Südkorea, wo er in freier Natur wächst. Beide Sorten weisen einen hohen Gehalt an Silizium (Kieselsäure), Vitamin C, allen essentiellen Aminosäuren sowie reichhaltige Antioxidantien und Spurenelemente auf. Des weiteren sind sie mit Kalium, Magnesium, ungesättigten Fettsäuren, Linolensäure, Arginin, Histidin und Tyrosin angereichert.

Die im Tee enthaltene Glukose spielt eine bedeutende Rolle für die Funktion des Körpers, da sie Energie direkt in die Zellen liefert, wo sie benötigt wird. In Maßen konsumierte Fruktose stellt zudem einen guten Ersatz für Menschen mit Typ-2-Diabetes dar und ist wesentlich gesünder als herkömmlicher Haushaltszucker.

Besonders wichtig ist das Mineral Silizium (Kieselsäure), welches zu über 70 % enthalten ist und täglich zugeführt werden sollte. Mit fortschreitendem Alter nimmt der Körper Silizium stark ab, weshalb seine regelmäßige Zufuhr für uns von entscheidender Bedeutung ist. Persönlich bevorzuge ich stets die Tee-Variante gegenüber Kapseln, auch bei Moringa und Papaya, da sie überall hin gelangen kann, wo sie gebraucht wird - sei es in den Nieren, der Blase, den Harnleitern, dem Zahnfleisch, den Haarwurzeln, den Fingern und Fußnägeln, dem Darm, den Venen, den Arterien, dem Bindegewebe, den Zellen, dem Gehirn oder den Knochen.

Ohne Siliziumzufuhr würden im Alter erhebliche Einschränkungen im Leben auftreten. Es ist wichtig zu bedenken, dass Silizium auch eine bedeutende Rolle für die Festigkeit und Elastizität unserer Blutgefäße spielt. Bambusblättertee hat die Fähigkeit, unseren Körper zu entgiften und Neurotoxine, Schwermetalle und Feinstaub zu neutralisieren. Anschließend werden diese Abfallprodukte über Stuhl und Urin ausgeschieden. Wer nicht regelmäßig entgiftet, wird früher oder später feststellen, dass die Gesundheit rapide abnimmt, was zu schwerwiegenden Erkrankungen führen kann. Das Bindegewebe ist dann oft übersäuert (Azidose). Ab diesem Punkt sollte jeder Leser darüber nachdenken, wie er damit umgeht.

Meine klare Antwort lautet: Gesundheit liegt in eigener Verantwortung. Wer dies verinnerlicht, wird auch bis ins hohe Alter vital und gesund bleiben.

Bambusblättertee bei Fettleber

Dank seines hohen Ballaststoffgehalts schützt Bambusblättertee während einer Mahlzeit vor einer zu schnellen Aufnahme von Kohlenhydraten. Bei einer täglichen Menge von 2 Litern Bambusblättertee werden alle Bakterien in der Blase vernichtet. Dies mag zwar eine beträchtliche Menge Tee sein, jedoch ist sie über den Tag verteilt leicht zu bewältigen.

Wissenschaftler des Pharmakologischen Instituts der Deemed-Universität in Indien haben herausgefunden, dass Bambusblättertee ein effektiver Entzündungshemmer bei chronischen Magengeschwüren ist. Er reinigt das Blut, wirkt stressreduzierend und verdauungsfördernd.

Auch an der Chonnam National Universität in Südkorea wird derzeit ein Forschungsprogramm durchgeführt, das sich mit der Vielfältigkeit der einzelnen Wirkstoffe befasst. Nach Meinung vieler Wissenschaftler ist Bambusblättertee einer der gesündesten Tees, die die Natur zu bieten hat.

Botanischer Steckbrief der Bambuspflanze:
Wie bereits erwähnt, existieren etwa 1000 Unterarten von Bambuspflanzen. Bambus zählt zu den Süßgräsern und kann unter günstigen Bedingungen in den Tropen bis zu 1,50 Meter pro Tag wachsen.

Der Anbau von Palmate- und Sasa-Bambus ist auch in Deutschland möglich. Aufgrund der starken Verflechtung der Rhizome im Boden sollte er jedoch nicht direkt neben einer Mauer gepflanzt werden. Eine Bambuspflanze verleiht dem Garten ein exotisches Flair und ist von Natur aus pflegeleicht, benötigt jedoch regelmäßige Bewässerung.

Bezugsquellen für Bambuspflanzen:
Gartencenter - Shop 24 Bambuspflanzen
https://www.gartencenter-shop24.de
Telefon: 07371/954570

Bambuszentrum Rhein - Main, Bambusgarten Langenselbold
https://www.bambusgarten.de
Telefon: 6184/2557

Hinweis: Palmate- und Sasa-Bambus werden möglicherweise auch unter anderen Namen im deutschen Pflanzencenter verkauft.

Besondere Merkmale: Die Blätter dieses für Tee geeigneten Bambus sind schmal und lang, wenn sie ausgewachsen sind. Nach dem Trocknen und Aufbrühen entwickelt er einen leicht nussigen Geschmack. Sollte der Tee jedoch sehr bitter schmecken, ist diese Pflanze nicht für die Teeproduktion geeignet und könnte Magenkrämpfe verursachen. Diese Bambuspflanzen können bis zu 8 Meter hochwachsen, wenn sie nicht zuvor beschnitten werden. Sie lassen sich auch als Busch kultivieren.

Meine Bambusblätter werden nach der Ernte kurz in einem Sieb gewaschen, dann gründlich abgetropft und bei niedrigster Temperatur entweder in einem Dörrautomaten oder im Backofen getrocknet. Nach dem Abkühlen werden sie in ein trockenes Schraubglas gefüllt, oder in Omas Einmachgläser. Bei trockener Lagerung sind sie ein Jahr lang haltbar.

Bambustee ist in gut sortierten Teehandlungen sowie in Online-Shops erhältlich.

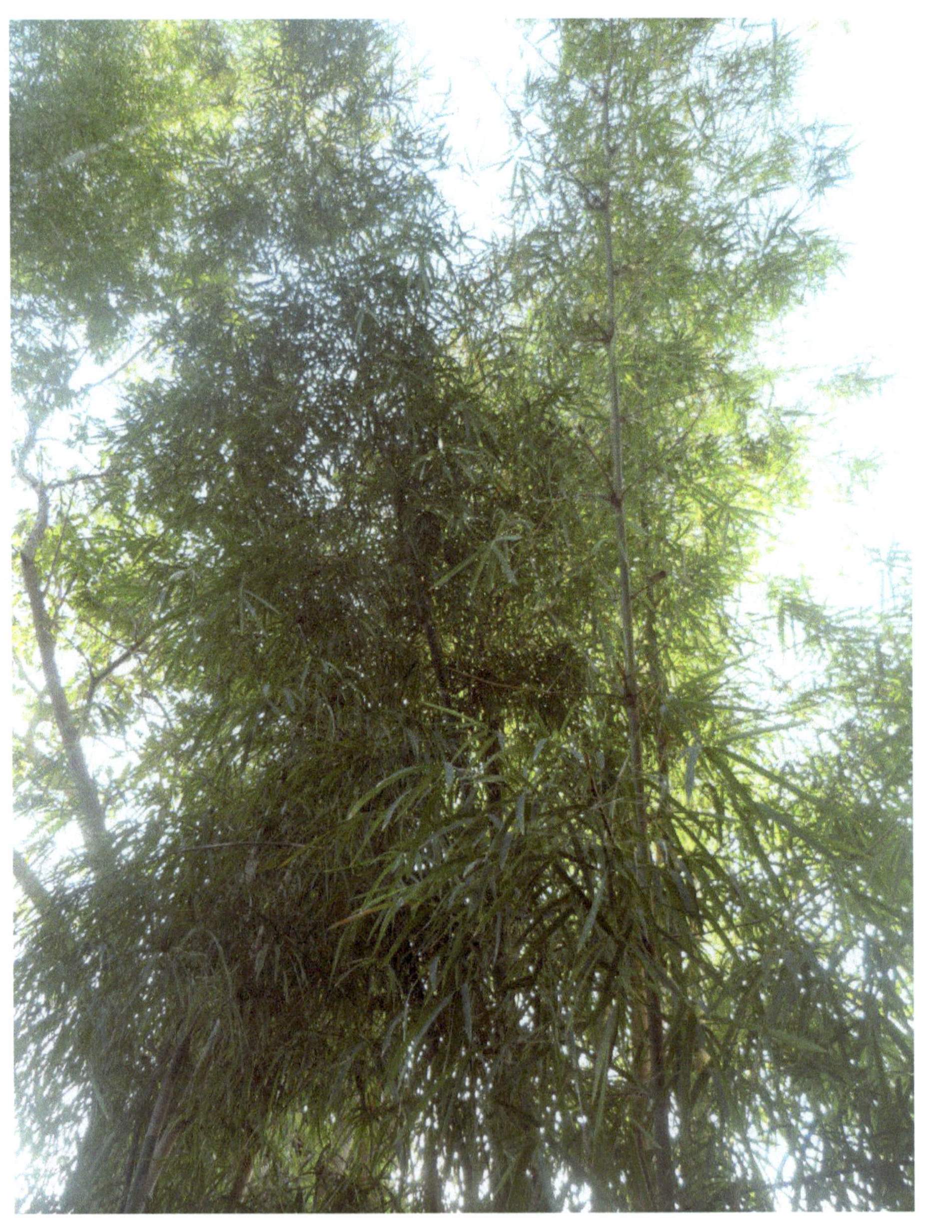

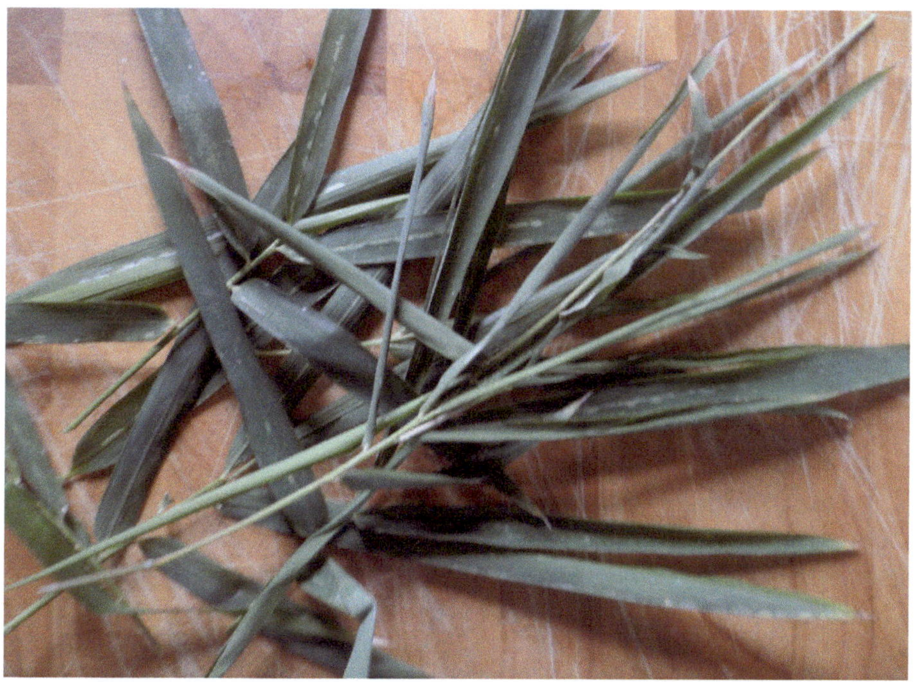

Fotos: Meine Bambusstauden Palmate und frische Bambusblätter.

Moringa Oleifera: Ein Geschenk der Natur mit ungeahntem Potenzial

Moringa, der "Wunderbaum" aus dem Norden Indiens, fasziniert mich seit jeher. Bereits vor 3.000 Jahren im Ayurveda geschätzt, birgt er ein unglaubliches Potenzial für unsere Gesundheit.

Zahlreiche Studien, mittlerweile fast 700 an der Zahl, erforschen die vielfältigen Anwendungsgebiete von Moringa. Ob es tatsächlich 300 Krankheiten heilen kann, wie manche behaupten, mag dahingestellt sein. Doch die Fülle seiner Inhaltsstoffe lässt erahnen, welche Kraft in diesem Baum steckt.

Keine andere Pflanze vereint so viele gesundheitsfördernde Eigenschaften. Regelmäßige Einnahme kann den Alterungsprozess verlangsamen und bei zahlreichen Krankheiten unterstützend wirken:

- Neurodegenerative Erkrankungen: Parkinson, Alzheimer, Demenz
- Herz-Kreislauf-Erkrankungen: koronare Herzerkrankung
- Stoffwechselerkrankungen: Diabetes Typ 2
- Infektionen: grippale Infekte
- Magen-Darm-Erkrankungen: Magen-Darm-Probleme
- Krebs: unterstützend bei allen Krebsarten
- Venenerkrankungen: Krampfadern
- Durchblutungsstörungen: Durchblutungsstörungen
- Erholung nach Operationen: Unterstützung der Genesung

Moringa ist für mich mehr als nur ein Superfood. Es ist ein Geschenk der Natur, das uns auf vielfältige Weise unterstützen kann. In meinem Leben hat es einen festen Platz eingenommen und ich bin überzeugt, dass es auch für dich eine Bereicherung sein kann.

Bereits Kinder profitieren von Moringas Fülle an Vitaminen, Mineralien und Antioxidantien.

Die Blätter des Moringabaums enthalten:

- Höchsten Vitamin-C-Gehalt, sogar deutlich mehr als Kiwis
- Folsäure, wichtig für die Entwicklung des heranwachsenden Gehirns
- Protein, essentiell für den Aufbau von Muskelmasse
- Vitamin A, E, B, B1, B2, B3, B6
- Kalzium, Kalium, Zink, Magnesium

Neueste Studien belegen, dass Moringa 46 Antioxidantien, 25 Vitamine und Mineralien sowie alle 20 Aminosäuren enthält, die der menschliche Körper benötigt.

Für Erwachsene ist Moringa eine hervorragende Quelle für:

- Energie und Vitalität
- Stärkung des Immunsystems
- Unterstützung der Herzgesundheit
- Förderung der Verdauung
- Verringerung von Entzündungen

Moringa ist einfach und vielseitig in den Alltag zu integrieren:

- Kapseln: 3 x täglich 500 mg
- Tee: 3 x täglich 1 Tasse

Kinder und Jugendliche können täglich:

- 1 Kapsel Moringa einnehmen

- 2 Tassen Tee trinken

Moringa – ein Geschenk für die ganze Familie!

Moringa: Einzigartige Quelle aller essentiellen Aminosäuren

Moringa Oleifera beherbergt alle 20 essentiellen Aminosäuren, die der menschliche Körper für ein gesundes Leben benötigt. Diese Bausteine des Lebens sind für unzählige Funktionen im Körper verantwortlich, vom Aufbau von Muskelgewebe bis zur Produktion von Hormonen und Neurotransmittern.

Im Vergleich zu anderen Pflanzen ist Moringa einzigartig in seiner ausgewogenen Zusammensetzung aller essentiellen Aminosäuren. Ein Mangel an nur einer dieser Aminosäuren kann schwerwiegende Folgen für die Gesundheit haben.

Die folgenden Aminosäuren und ihre Funktionen im Überblick:

- Tyrosin: Für die Produktion von Schilddrüsenhormonen und Dopamin
- Prolin: Für die Bildung von Kollagen und Elastin
- Serin: Für die Produktion von Proteinen und die Funktion des Immunsystems
- Glycin: Für die Bildung von Kreatin und die Regulierung des Blutzuckers
- Histidin: Für die Produktion von Hämoglobin und die Funktion des Immunsystems
- Glutaminsäure: Für die Funktion des Gehirns und des Nervensystems
- Glutamin: Für die Energieversorgung der Zellen und die Stärkung des Immunsystems

- Asparaginsäure: Für die Produktion von Harnstoff und die Regulierung des pH-Werts
- Cystein: Für die Bildung von Keratin und die Entgiftung des Körpers
- Asparagin: Für die Produktion von Aminosäuren und die Regulierung des Säure-Basen-Haushalts
- Arginin: Für die Produktion von Stickstoffmonoxid und die Regulierung des Blutdrucks
- Alanin: Für die Energieversorgung der Muskeln und die Regulierung des Blutzuckers
- Tryptophan: Für die Produktion von Serotonin und Melatonin
- Valin: Für die Energieversorgung der Muskeln und die Reparatur von Gewebe
- Phenylalanin: Für die Produktion von Tyrosin und Dopamin
- Threonin: Für die Bildung von Kollagen und Elastin
- Methionin: Für die Produktion von Proteinen und die Entgiftung des Körpers
- Lysin: Für die Produktion von Kollagen und Elastin
- Isoleucin: Für die Energieversorgung der Muskeln und die Regulierung des Blutzuckers
- Leucin: Für die Energieversorgung der Muskeln und die Reparatur von Gewebe

Die Erfahrung zeigt: Die regelmäßige Einnahme von Moringa kann zu einer deutlichen Verbesserung der Gesundheit und des Wohlbefindens führen. Die vielfältigen Aminosäuren in Moringa unterstützen den Körper auf vielfältige Weise und tragen zu einem gesunden Leben in jedem Alter bei.

Tyrosin:

- Diese Aminosäure kann vom Körper selbst hergestellt werden, wenn wir uns abwechslungsreich und gesund ernähren.
- Tyrosin fungiert als Neurotransmitter und leitet Informationen zwischen Nervenzellen weiter.
- Es fördert die Leistungsbereitschaft und hilft uns, besser auf Stress zu reagieren.
- In den Nebennieren wird Tyrosin zu den Hormonen Adrenalin und Noradrenalin umgewandelt.
- Darüber hinaus unterstützt Tyrosin den Entzug von Alkohol und Zigaretten.

Prolin:

- Prolin ist an der Bildung von Kollagenvorstufen beteiligt, einem wichtigen Bestandteil von Haut, Knochen und Gelenken.
- In Verbindung mit Vitamin C unterstützt Prolin die Kollagensynthese.
- Ein Mangel an Prolin kann zu Gelenkverschleiß führen. In diesem Fall sollte die Zufuhr von Silizium erhöht werden.
- Prolin ist eine semi-essentielle Aminosäure, d.h. sie kann vom Körper selbst hergestellt werden, wenn alle wichtigen Nährstoffe verfügbar sind.
- Nach Operationen wird Prolin oft in Infusionen zur parenteralen Ernährung eingesetzt, da der Körper in dieser Zeit geschwächt ist.

Serin:

- Serin ist wichtig für die Produktion von Immunglobulinen und Antikörpern, die für ein gesundes Immunsystem unerlässlich sind.

- Diese Aminosäure ist semi-essentiell und kann vom Körper aus Glukose oder Glycin hergestellt werden.
- Serin ist ein Bestandteil verschiedener Enzyme und Proteine.

Glycin:

- Glycin schützt die Leber und Nieren, wirkt entzündungshemmend und kann Zellschäden reduzieren.
- Es fördert die Regeneration der Magenschleimhaut und hat positive Auswirkungen auf die Darmgesundheit.
- Glycin spielt eine wichtige Rolle im Muskelaufbau und kann sogar den Alterungsprozess verlangsamen.
- In den Zellen wird Glycin für den Aufbau von Proteinen verwendet und trägt so zur Regulierung des Nervensystems und des Stoffwechsels bei.

Histidin:

- Histidin schützt die Nervenzellen und kann in Histamin umgewandelt werden, welches wiederum eine wichtige Rolle im Immunsystem spielt.
- Es bietet Schutz vor Schwermetallen und Strahlung und ist besonders wichtig für das Wachstum und die Entwicklung von Kindern.
- Histidin stärkt die Knochen und unterstützt die Produktion von roten Blutkörperchen.

Glutaminsäure:

- Glutaminsäure ist ein wichtiger Baustein für den Gehirnstoffwechsel und fördert die Lern- und Gedächtnisleistung.

- Es reguliert den Säure-Basen-Haushalt und spielt eine Rolle in der Energiegewinnung des Körpers.
- Glutaminsäure ist ein wichtiger Neurotransmitter und trägt zur Signalübertragung im Nervensystem bei.

Glutamin:

- Glutamin stärkt das Immunsystem und die Darmgesundheit.
- Es wirkt entzündungshemmend und unterstützt die Regeneration der Zellen.
- Glutamin reguliert die Mitochondrienfunktion und hilft bei der Entgiftung der Leber.
- Es kann auch die Energiespeicher des Körpers auffüllen und die Muskelproteinsynthese fördern.

Asparaginsäure:

- Asparaginsäure ist ein wichtiger Eiweißbaustein und wird vom Körper selbst hergestellt.
- Sie kann die Testosteronwerte erhöhen und die Potenz bei Männern verbessern.
- Asparaginsäure unterstützt die kognitiven Fähigkeiten und den Muskelaufbau.
- Sie fördert die Fruchtbarkeit bei Frauen und unterstützt die Arbeit des Nervensystems.

Cystein:

- Cystein unterstützt den Körper bei der Entgiftung und wirkt antioxidativ.
- Es fördert die Gesundheit von Lunge und Leber und stärkt das Immunsystem.

- Cystein spielt eine Rolle bei der Informationsübertragung im Gehirn und wirkt entzündungshemmend.
- Als Radikalfänger schützt es die Zellen vor oxidativem Stress, besonders in der Leber.

Asparagin:

- Asparagin unterstützt die Entgiftung des Körpers, indem es die Nierentätigkeit anregt.
- Es wirkt blutreinigend und harntreibend und unterstützt den Eiweißstoffwechsel.
- Asparagin fördert das Wachstum von Zellen und Gewebe und stimuliert die Mitochondrien.
- 1806 wurde es erstmals aus Spargelsaft isoliert und ist seither eine von ca. 300 bekannten Aminosäuren.

Arginin:

- Arginin spielt eine wichtige Rolle bei der Bildung von Stickstoffmonoxid im Körper.
- Studien zeigen, dass Arginin den Blutdruck senkt und die Blutgefäße erweitert.
- Es kann vor Herzinfarkt, Thrombose und Schlaganfall schützen und fördert den Muskelaufbau und die Fettverbrennung.

Alanin:

- Alanin steigert die Leistungsfähigkeit und beugt Muskelermüdung vor.
- Es liefert schnell Energie für das Gehirn und schützt Männer im Alter vor Prostatavergrößerung.

- Alanin wirkt abschwellend auf das Drüsengewebe der Prostata.

Tryptophan:

- Tryptophan fördert die Bildung von Serotonin und beugt somit Depressionen vor.
- Es findet Anwendung in der diätetischen Ernährung und kann den Gewichtsverlust verringern.
- Tryptophan ist eine essentielle Aminosäure, die der Körper nicht selbst herstellen kann.
- Es fördert die Wundheilung, die Blutgerinnung und die Darmgesundheit.
- Tryptophan reguliert zudem viele Funktionen von Herz und Kreislauf.

Valin:

- Valin spielt eine wichtige Rolle im Proteinaufbau und reguliert den Blutzuckerspiegel.
- Es fördert die Aufnahme von Aminosäuren in Leber und Muskulatur und dient als Energiequelle, wenn die Kraftreserven des Körpers aufgebraucht sind.
- Im Zentralnervensystem wirkt Valin als Vorstufe von Botenstoffen, die die Reizübertragung zwischen Nervenzellen ermöglichen.

Phenylalanin:

- Phenylalanin ist ein Baustein von Katecholaminen, die als Neurotransmitter im Körper fungieren.
- Es steigert die Wachheit, Konzentration und Leistungsfähigkeit.

- Diese essentielle Aminosäure stärkt das Immunsystem und wird für den Aufbau von Proteinen benötigt, die wiederum als Vorstufen für verschiedene Hormone dienen.

Threonin:

- Threonin ist an der Synthese von Glycin und Serin beteiligt und fördert die Produktion von Elastin und Muskelgewebe.
- Es sorgt für die Elastizität von Bindegewebe und Muskeln und trägt zu einer stabilen Herz-Kreislauf-Funktion bei.
- Threonin kann bei Multipler Sklerose eingesetzt werden, um Spasmen zu verringern.

Methionin:

- Methionin ist die einzige schwefelhaltige Aminosäure und unterstützt die Behandlung von Harnröhrenerkrankungen.
- Es ist lebensnotwendig und muss über die Nahrung aufgenommen werden.
- Methionin unterstützt die Leber und Nieren, wirkt antioxidativ und kann Schwermetalle, Histamin und Ammoniak entgiften.
- Als Vorstufe von Glutamin schützt es auch vor Strahlenschäden.

Lysin:

- Lysin ist ein Bestandteil von Casein (Milchprotein) und spielt eine wichtige Rolle in der Kollagenbildung und Regulierung des Fettsäurestoffwechsels.
- In der Schwangerschaft und Stillzeit ist eine ausreichende Lysinzufuhr besonders wichtig.

Isoleucin:

- Isoleucin reguliert den Blutzuckerspiegel und die Glukoseaufnahme, fördert den Muskelaufbau und reguliert den Hormonhaushalt.
- Da es vom Körper nicht selbst hergestellt werden kann, muss es über die Nahrung zugeführt werden.
- Ein Mangel an Isoleucin kann zu Muskelschwäche und Antriebslosigkeit führen.

Leucin:

- Leucin dient als Energielieferant für die Muskeln und reguliert den Blutzuckerspiegel.
- Es kann vom Körper nicht selbst hergestellt werden und muss daher über die Nahrung zugeführt werden.
- Leucin beschleunigt die Fettverbrennung, fördert die Konzentration und reguliert den Hormonhaushalt.
- Es unterstützt den Muskelaufbau, die Wundheilung und die Heilung von Gelenkerkrankungen.

Die Bedeutung von Aminosäuren für die Gesundheit

Die 20 essentiellen Aminosäuren sind für unseren Körper lebensnotwendig und spielen eine wichtige Rolle in zahlreichen Stoffwechselprozessen. Obwohl sie in verschiedenen Lebensmitteln wie Gemüse, Obst, Nüssen, Fisch und Milchprodukten vorkommen, ist es schwierig, den täglichen Bedarf allein durch die Ernährung zu decken.

Die Vorteile von Moringa:

Moringa ist eine einzigartige Pflanze, die alle 20 essentiellen Aminosäuren in einer ausgewogenen Menge enthält. Mit Moringa lässt sich der Bedarf an Aminosäuren einfach und effektiv decken.

Gesundheitliche Vorteile:

Eine ausreichende Versorgung mit Aminosäuren kann den Alterungsprozess verlangsamen, das Immunsystem stärken, Müdigkeit bekämpfen und Depressionen vorbeugen.

Gesunde Ernährung:

Wer sich gesund ernährt und regelmäßig Moringa zu sich nimmt, investiert in seine Gesundheit und kann Krankheiten vorbeugen.

Anzeichen eines Aminosäuremangels:

Zu den ersten Anzeichen eines Mangels gehören:

- Langsame Wundheilung
- Häufige Infekte
- Ständige Müdigkeit
- Depressionen
- Gelenkbeschwerden
- Neurologische Beschwerden

Diagnose und Therapie:

Ein Aminogramm beim Hausarzt kann Aufschluss über einen möglichen Mangel geben. Die Dosierung von Aminosäurepräparaten sollte immer in Absprache mit einem Arzt erfolgen.

Empfehlungen:

- Regelmäßig frisches Gemüse und Obst essen
- Dreimal pro Woche Kaltwasserfisch essen
- Leinsamen als Quelle von Omega-3-Fettsäuren
- Salate, Walnüsse und Cashewnüsse als Lieferanten von Antioxidantien, Mineralien und Aminosäuren
- Schonende Zubereitung von Gemüse und Fisch mit einem Dampfgarer

Fazit:

Eine ausreichende Versorgung mit Aminosäuren ist für die Gesundheit essentiell. Moringa ist eine natürliche und effektive Möglichkeit, den Bedarf an Aminosäuren zu decken und so die Gesundheit zu fördern.

Gesundheitliche Vorteile von Moringa:

- Versorgt Veganer mit Vitamin B12: Die enthaltene Menge reicht zwar nicht für den täglichen Bedarf, kann aber als zusätzliche Quelle dienen. Die optimale Dosierung sollte mit einem Apotheker besprochen werden.
- Enthält Omega-3, 6 und 9: Diese Fettsäuren sind wichtig für die Herzgesundheit, das Gehirn und die Augen.
- Fördert die Augengesundheit: Moringa enthält sekundäre Pflanzenstoffe wie Carotin, Lutein und Zeaxanthin, die die Augen schützen und vor Makuladegeneration und Katarakten vorbeugen können.
- Beugt Krebs vor: Der hohe Folsäuregehalt (Vitamin B9) in Moringa kann zur Vorbeugung von Krebs beitragen.
- Stärkt das Immunsystem: Moringa enthält Vitamin D3, welches wichtig für ein starkes Immunsystem ist.

- Versorgt die Nerven mit Vitamin B1: Vitamin B1 ist wichtig für die Nervenfunktion und die Energiegewinnung.
- Schützt die Zellen mit Vitamin E: Vitamin E ist ein wichtiges Antioxidans, das die Zellen vor oxidativem Stress schützt.

Moringa auf Okinawa:

Auf der japanischen Insel Okinawa leben Menschen bekanntlich länger und gesünder als in den meisten anderen Teilen der Welt. Moringa gehört dort zu den traditionellen Nahrungsmitteln und wird in Smoothies oder anderen Gerichten verwendet.

Auf Okinawa werden in den Familien die alten Erfahrungen von Generation zu Generation weitergegeben. Förderlich wirkt zudem das ganzjährig milde Klima, ohne extreme Kälte oder Hitze. Bei durchschnittlichen Temperaturen um 22 Grad gedeiht nahezu jede Art von Pflanzen, sodass es ganzjährig Erntesaison ist. Moringa, Papaya, Bambus, Kokosnüsse, Süßkartoffeln, Reis und Gemüse wachsen auf Okinawa hervorragend.

Die Menschen auf Okinawa ernähren sich bewusst und erreichen ein hohes Alter. Bemerkenswert ist auch, dass sich viele Menschen nahezu rohköstlich ernähren. Moringa wird hier in Smoothies verarbeitet und liefert jede Menge Energie. Daher wird Okinawa auch oft als die Insel der Hundertjährigen bezeichnet.

Professor Dr. Klaus Becker von der Universität Hohenheim bezeichnet Moringa als besonders wertvoll bei allen ernährungsbedingten Krankheiten. Er ist ein weltweit angesehener Moringa-Forscher, hat aber bestätigt, dass noch lange nicht alles erforscht ist, was in Moringa enthalten ist.

Moringa beseitigt auf sanfte Weise Mangelzustände und stärkt das Immunsystem. Kreuzblütler wie Moringa enthalten mehr Krebshemmer als jede andere Pflanze.

Moringa enthält auch reichlich Vitamin E und wird daher auch als Fruchtbarkeitsvitamin bezeichnet. Es ist sehr hilfreich, wenn Kinderwunsch besteht.

Moringa ist ein seltenes Adaptogen. Es gibt nur wenige Heilpflanzen weltweit, die diese Eigenschaft besitzen. Da diese Pflanze auch gut auf die Psyche anspricht und das Denkvermögen sowie die Konzentration steigert, ist sie eine der gesündesten Pflanzen auf unserem Planeten.

Die Aussage der Deutschen Gesellschaft für Ernährung (DGE), dass eine rein pflanzliche Kost für die Gesundheit ausreicht, ist somit widerlegt. Durch Massenkultur, Spritzmittel und belastete Agrarflächen leiden viele Menschen mehr an Krankheiten als an Gesundheit. Etwa 50 % der Bevölkerung in Deutschland leiden an einer chronischen Mangelernährung. Dazu kommen stark verarbeitete Lebensmittel, die uns bewusst krank machen. Diese Menschen sind zwar noch nicht akut erkrankt, aber auf Dauer nicht ohne Folgen.

Viele Menschen leiden bereits mit 20 Jahren an Konzentrationsstörungen, Müdigkeit und Schlafstörungen. Die Mineralstoffdichte in heutigen Lebensmitteln ist enorm gesunken und enthält nicht einmal mehr 50 % der ursprünglichen Menge.

Das hat schon seit Jahren negative Folgen, die man in Zukunft optimal mit Moringa ausgleichen könnte.

Der Moringabaum wurde bereits vor 3.000 Jahren im indischen Ayurveda erwähnt und ist inzwischen in allen warmen Gefilden vertreten. Da er ein ganzjährig warmes Klima bevorzugt, kann diese Pflanze in nördlichen Breitengraden nicht überwintern.
Bei Temperaturen unter 15 Grad stellt die Pflanze das Wachstum ein. Man kann getrocknete Samen im Internet erwerben und in Kübeln mit normaler Anzuchterde pflanzen, aber ausreichendes Licht und 20 Grad Wärme werden für ein optimales Wachstum benötigt.

Normalerweise ist der Moringabaum sehr anspruchslos. Er wächst auch auf kargen Böden und kommt mit wenig Wasser aus. In den Tropen kann er im Monat bis zu 1,5 Meter wachsen, bei guten Bedingungen. Er benötigt weder Spritzmittel noch Düngung und ist sehr resistent gegen Insekten. Auf den Philippinen steht der Moringabaum nahezu vor jeder Haustür in ländlichen Gebieten und wird hier Malunggay genannt. Oft wird er auch Meerrettichbaum genannt, weil die Stiele an einer Schärfe wie Meerrettich erinnern. In anderen Ländern wird er auch Wunder- oder Trommelstockbaum genannt, wegen seiner Drumstick-artigen Früchte. Er gehört zur Gattung der Bennussgewächse (Moringaceae).

Moringa findet nicht nur als Heiltee, sondern auch in der Küche vielfältige Anwendung. Fischgerichte und Gemüsevariationen erhalten durch Moringa eine besondere Note. Bäcker profitieren ebenfalls von den Eigenschaften des Wunderbaums und verwenden Moringa in Brot und Brötchen, wodurch diese bekömmlicher werden.

Frische Moringa-Blätter dienen als hervorragender Infektionsschutz und werden von Einheimischen direkt auf Verletzungen aufgetragen. Nach dem Anlegen eines Verbands ist die Wunde am nächsten Tag meist schon deutlich verheilt.

Moringa-Öl: Wertvoll und vielseitig

Auch Moringa-Samen haben großes Potenzial. Das daraus gewonnene Öl findet Anwendung in der Kosmetik, zur Hautpflege und sogar zum Schmieren von hochwertigen Automatikuhren. Uhrmacher schätzen es aufgrund seiner hohen Stabilität und Oxidationsbeständigkeit als Behenöl. In ägyptischen Pharaonengräbern wurden Beigaben von Moringa-Öl entdeckt, das selbst nach Jahrtausenden noch seinen Duft bewahrt hatte.

Moringa-Öl gilt als eines der wertvollsten und teuersten Öle. Die Herstellung ist sehr aufwendig, da die Samen vor der Pressung von Hand sortiert und gereinigt werden müssen. Ein Liter kaltgepresstes Öl höchster Qualität liegt preislich zwischen 200 und 300 Euro. Im Internet wird Moringa-Öl oft günstiger angeboten, allerdings ist es dann meist mit Kokosöl verschnitten und kann nicht mehr als Behenöl bezeichnet werden.

Moringa-Samen: Natürliche Wasseraufbereitung

In Afrika entdeckte man zufällig die Fähigkeit von Moringa-Samen, Trinkwasser zu reinigen. In einer Regenwasserpfütze, in die Moringa-Samen gefallen waren, war das Wasser im Vergleich zu anderen Pfützen klar und trinkbar.

Versuche mit einem Glas Wasser und zerstampften Moringa-Samen bestätigten diesen Effekt. Der Schmutz setzte sich am Boden des Glases ab und das Wasser wurde klar und genießbar.

Moringa: Ein Segen für abgelegene Gebiete

In abgelegenen Gegenden ohne Zugang zu Technologie und Strom leistet Moringa einen wertvollen Beitrag. Entwicklungshelfer vermitteln den Einheimischen seit Jahren das Wissen um die vielfältigen Nutzungsmöglichkeiten des Wunderbaums.

Moringa dient als Nahrungsquelle, Heilmittel und zur Trinkwasseraufbereitung. Das Holz des Moringabaums ist aufgrund des schnellen Wachstums allerdings relativ minderwertig und wird daher oft kompostiert.

Moringa Smoothies: Rezepte und Anwendungsgebiete

Vitaminreicher Moringa Smoothie:

- 2 gehäufte Teelöffel Moringa-Pulver
- 1 Banane
- 1 Orange
- 1 großer Apfel (ungeschält, Bio-Qualität bevorzugt)
- 0,5 Liter stilles Wasser

Alle Zutaten in einem Hochleistungsmixer gut mixen.

Dieser Vitamin- und Mineralstoffmix ist besonders empfehlenswert bei Krebserkrankungen. Optimal ist der Genuss von je einem Glas vor dem Mittagessen und nachmittags. Der Smoothie kann unterstützend wirken und zu einer schnelleren Genesung beitragen.

Moringa Smoothie für Diabetiker:

- 2 gehäufte Teelöffel Moringa-Pulver
- 1 Bio-Zitrone (mit Schale)

- 2 Süßkartoffeln
- 1 Messerspitze Ceylon-Zimt
- 0,5 Liter stilles Wasser

Alle Zutaten in einem Hochleistungsmixer cremig pürieren.

Dieses vitalstoffreiche Getränk ist besonders für Diabetiker geeignet, die bei Typ-2-Diabetes noch ausreichend Insulin produzieren. In diesem Fall besteht die Möglichkeit, die regelmäßige Insulinzufuhr zu verringern oder sogar ganz darauf zu verzichten. Dies ist jedoch von mehreren Faktoren abhängig, wie einer strikten Ernährungsumstellung, Disziplin und Durchhaltevermögen. Eine Umstellung der Medikation sollte daher immer in Absprache mit einem Arzt erfolgen und niemals auf eigene Faust durchgeführt werden.

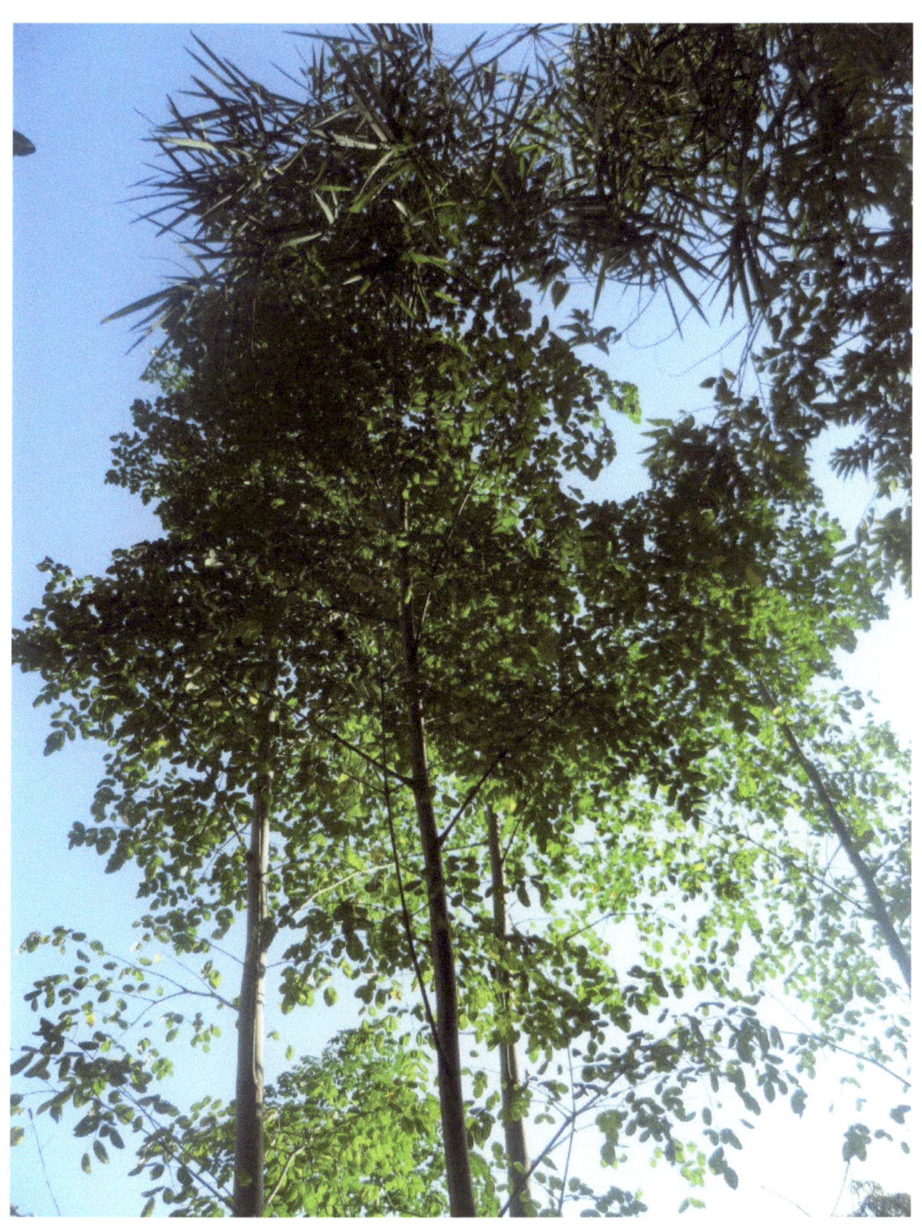

Meine Moringa Bäume

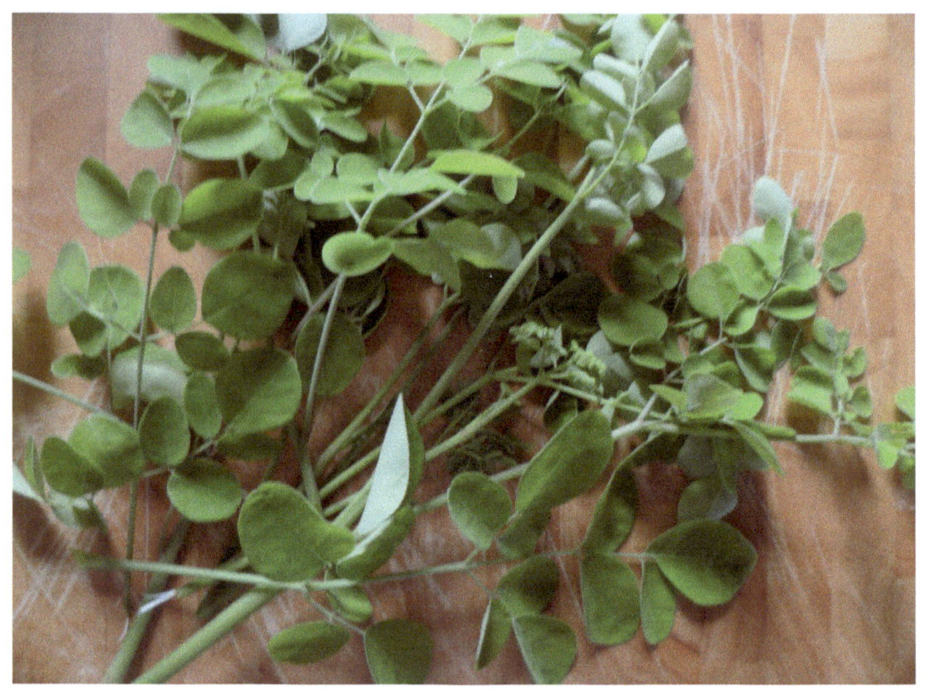

Moringablätter für Tee und Smoothies

Papayablätter, Tee und Kerne: Natürliche Unterstützung bei Krebs

Das Alkaloid Papain, welches in hoher Konzentration in den Blättern und Kernen der reifen Papaya vorkommt, kann einen Beitrag zur gezielten Krebsbekämpfung leisten. Die Papaya-Pflanze stammt ursprünglich aus Mexiko und ist heute in nahezu allen warmen Gefilden weltweit vertreten.

Traditionelle Anwendung und Erfahrungsberichte:

Die Papaya wird seit Jahrhunderten von indigenen Völkern in Mittel- und Südamerika sowie von den Aborigines in Australien als traditionelles Mittel zur Krebsbehandlung eingesetzt. Es gibt zahlreiche Erfahrungsberichte von Krebspatienten, die von der Schulmedizin aufgegeben wurden und sich allein mit dem Alkaloid Papain Linderung verschaffen konnten. Heutzutage kann Papain bei diversen Organkrebsarten eine unterstützende Rolle spielen. Bei systemischen Erkrankungen, wie Leukämie, ist die Anwendung jedoch schwieriger.

Krebshemmende Stoffe:

Krebshemmende Stoffe wie Papain wurden in der noch grünen Papaya, der grünen Schale, den Blättern und den reifen schwarzen Samen festgestellt. Der Wirkungsnachweis liegt durch das Nationale Krebsinstitut (NCI) der USA vor.

Wissenschaftliche Forschung:

Die Wirkung von Papain bei Krebs wurde in den Jahren 1992-1995 im Amt für Medizinische Chemie und Pharmakologie von den Ärzten Dr. Jerry LMC. Laughlin, Dr. Yan Zang und Dr. Quing Ye erforscht. Nach ausführlichen Untersuchungen kamen sie zu dem Ergebnis, dass in allen Teilen des Papayabaums krebsbekämpfende Substanzen enthalten sind.

Anwendungsmöglichkeiten:

Den höchsten Papaingehalt finden sich in den Blättern und den schwarzen Kernen der reifen Frucht. Ebenso ist die grüne, unreife Papaya reich an Papain und eignet sich für eine Krebstherapie. Hierfür wird sie fein gerieben und mit etwas Zitronensaft vermengt. Täglich sollten etwa 200 Gramm über den Tag verteilt gegessen werden. Bei guter Verträglichkeit kann die Menge erhöht werden, jedoch sollten 300 Gramm pro Tag nicht überschritten werden, um Blähungen zu vermeiden. Grüne Papayas sind in Asienläden erhältlich.

Wissenschaftliche Studien und Informationen:

Bislang existieren über 600 wissenschaftliche Studien zur Heilkraft der Papaya bei Krebs. Die australische Regierung informiert offiziell über die Anwendungsmöglichkeiten.

Besonders die Blätter und die schwarzen Kerne greifen mit ihrem hohen Papaingehalt gezielt krankes Gewebe an, ohne gesunde Zellen zu beeinträchtigen.

Papayablätter-Tee:

Hochdosiert kann Papayablätter-Tee das Wachstum von Krebszellen verlangsamen. Innerhalb von zwei Tagen kann der Tumor zum Stillstand gebracht werden. Der Tee schmeckt bitter und sollte in einer Menge von einem Liter pro Tag getrunken werden. Zwischendurch empfiehlt sich stilles Wasser oder Bambusblätter-Tee, um den bitteren Geschmack zu mildern.

Vorbeugung und Therapie:

Zur Vorbeugung reichen zwei Tassen Tee nach dem Abendessen. Bei einer akuten Krebserkrankung ist eine umfassende Therapie notwendig, die neben hochdosiertem Papayablätter-Tee auch eine Ernährungsumstellung, ausreichend Vitamin D und einen geregelten Tagesablauf beinhaltet.

Inhaltsstoffe von Papaya-Blättern:

Das Alkaloid Papain in diesen Blättern ist ein Enzym, das aus mehr als 200 Aminosäuren besteht. Das grenzt für mich fast an ein medizinisches Wunder. Keine andere Pflanze der Welt kann Krebs so effektiv bekämpfen und vorbeugen wie das Alkaloid Papain. Diese ganzen Aminosäuren braucht unser Körper täglich für eine optimale Versorgung und Gesundheit.

Somit sind unsere Organe, Mitochondrien und das Immunsystem bestens versorgt. Es schützt uns vor schleichenden Alterungsprozessen wie Demenz, Parkinson und Alzheimer. Auch die Entgiftung wird angekurbelt, wodurch Umwelteinflüsse und Schadstoffe im Körper nicht festsetzen können.

Papaya-Blätter besitzen an die 200 Aminosäuren. Alle zu beschreiben würde hier den Rahmen sprengen und den Leser überfordern.

Zubereitung von Bambusblätter-, Moringa- und Papayablätter-Tee:

Alle 3 Sorten werden mit kochendem Wasser überbrüht. Dies ist besonders wichtig, damit alle Inhaltsstoffe gut herausgelöst werden.

Bei schwarzem oder grünem Tee sieht das anders aus. Diese sind empfindlich und dürfen nur mit 70 Grad übergossen werden, damit die Inhaltsstoffe nicht zerfallen.

Das Originalrezept der Aborigines:

Ein mittelgroßes Papayablatt wird klein geschnitten und mit einem Liter Wasser eine halbe Stunde lang schwach köcheln lassen. Danach hat man gut einen halben Liter Papaya-Sud, der über den Tag verteilt getrunken wird.

Heute gibt es diese 3 Teesorten im Handel, wobei sie schon getrocknet und leicht angeröstet sind. Das erspart das lange Köcheln und der Tee ist nach etwa 15 Minuten Ziehzeit trinkfertig.

Zur Vorbeugung (Prophylaxe):

- Morgens: 1 Liter Bambusblättertee trinken.
- Nach dem Mittagessen: Etwa 10-15 getrocknete Papaya-Kerne langsam zerkauen und mit einem Glas stillem Wasser trinken. Dies bewirkt, dass die Nahrung fachgerecht aufgespalten wird und sich im Darm keine Krankheiten ansiedeln können.
- Gegen Nachmittag: Etwa 3 Tassen Moringa-Tee trinken. Dieser kurbelt den Stoffwechselprozess an und stärkt das Immunsystem.
- Nach dem Abendessen: 2 Tassen Papayablätter-Tee trinken. Dieser regt über Nacht den Entgiftungsprozess an und scheidet bei der ersten Morgentoilette alle Schadstoffe aus.

Bei akutem Krebsbefall:

- Die Trinkmenge muss angepasst werden und sollte von einem erfahrenen Mediziner begleitet werden.
- Um eine erfolgreiche Heilung zu ermöglichen, hängt es von einigen Faktoren ab.
- Der Erkrankte muss bereit sein, sich von alten Gewohnheiten zu trennen und die erwähnten Maßnahmen im vollen Rahmen umzusetzen.

Prof. Dr. med. Jörg Spitz von der biologischen Krebsabwehr der Uni Heidelberg hat einmal gesagt: "Wir Ärzte können nur behandeln, und jeder Erkrankte muss auch einen Beitrag dazu leisten. Wer das nicht versteht oder nicht will, kann auch keine Heilung auf ganzer Ebene erwarten. Gesundheit in eigener Verantwortung!" Und somit hat dieser Uni-Professor auch eine klare Botschaft vermittelt.

Bei Papayablätter-Tee sollte man es unter 14 Jahren vorher mit einem Arzt abklären.

Auch Schwangere sollten von Papayablätter-Tee und -Kernen während dieser Zeit absehen. Das enthaltene Papain könnte das Fruchtwasser schädigen! Die reife Papaya ist jedoch erlaubt und willkommen.

Vorsicht bei erhöhten Dosen von Papain: Es könnte zu unangenehmen Magenkrämpfen kommen. Diese klingen in der Regel von alleine wieder ab. Schmeckt der Tee recht bitter, ist das ein Zeichen, dass die Wirkung eintritt.

Papayablättertee – die bessere Alternative zu Chemo- und Strahlentherapie?

Chemo- und Strahlentherapie bringen Krankenhäusern und Ärzten hohe Gewinne. Daher werden in der Schulmedizin oft alternative Anwendungen nicht erwähnt, da damit kein Geld verdient wird.

Jeder Krebspatient sollte sich mehrere Meinungen einholen, auch von ganzheitlich praktizierenden Ärzten, wenn es die Zeit erlaubt. Natürlich ist je nach Krebsart schnelles Handeln angesagt, und man sollte keine Zeit verlieren.

Eines sollte jedem klar sein: Die meisten Krebspatienten versterben nicht an ihrem Krebs, sondern an den krassen Nebenwirkungen der Chemotherapie.

Eine hochdosierte Chemotherapie zerstört zwar den Krebs, schädigt aber auch andere Organe schwer. Das hat oft fatale Folgen, da das Immunsystem nicht mehr korrekt arbeitet und ein Multiorganversagen die Folge sein kann.

Viele Zytostatika sind hochgiftig und ätzend. Ebenso ist die Rinde der kanadischen Eibe (Taxus canadensis) extrem giftig. Bei der Herstellung müssen die pharmazeutischen Mitarbeiter in speziellen Räumen Schutzkleidung tragen, um sich nicht die Haut zu verätzen. Am Ende bekommt der Patient diese Mischung als Infusion in die Vene verabreicht. So etwas soll nach schulmedizinischer Lehrmeinung helfen.

Aber mal ehrlich: Wollen Sie sich so etwas wirklich antun? Liebe Freunde und Leser, wacht endlich auf und fangt an, eure Gesundheit selbst in die Hand zu nehmen, damit es erst gar nicht so weit kommt.

Ich spreche da aus eigener Erfahrung, weil ich meinen Vater und beide Geschwister durch Krebs verloren habe. Deshalb habe ich nach alternativen Anwendungen gesucht und auch gefunden.

Stress und seelische Belastung spielen ebenfalls eine Rolle bei der Entstehung von Krebs. Seelische Belastungen entstehen oft durch Verlust des Arbeitsplatzes oder Mobbing am Arbeitsplatz. Oftmals gerät der Betroffene in eine Sackgasse, aus der er so schnell nicht wieder herauskommt. Da hilft nur eines: die innere Ruhe zu bewahren und keine negativen Gedanken zuzulassen.

Ich selbst war an Neuroborreliose schwer erkrankt, war aber immer positiv eingestellt. Mein Glaube war immer sehr stark und ich hatte die Hoffnung, dass es auch noch bessere Tage geben würde. Es hat zwar eine Weile gedauert, aber das Erhoffte ist nach vier Jahren endlich eingetreten.

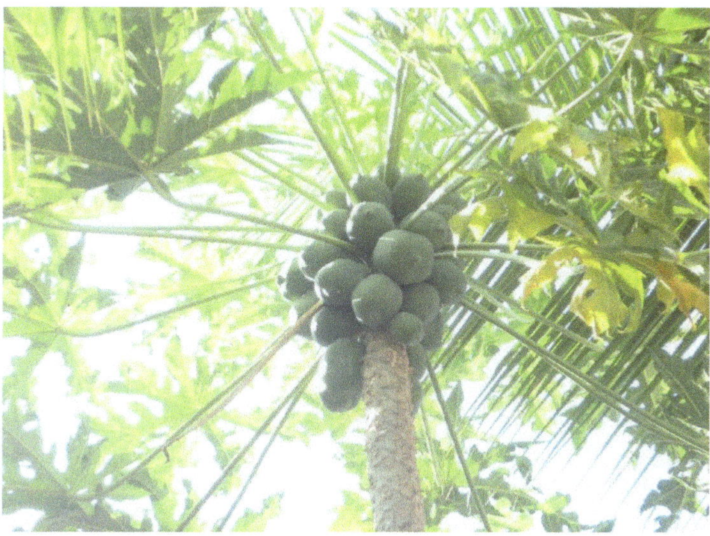

Meine Papayastaude in der Sonne

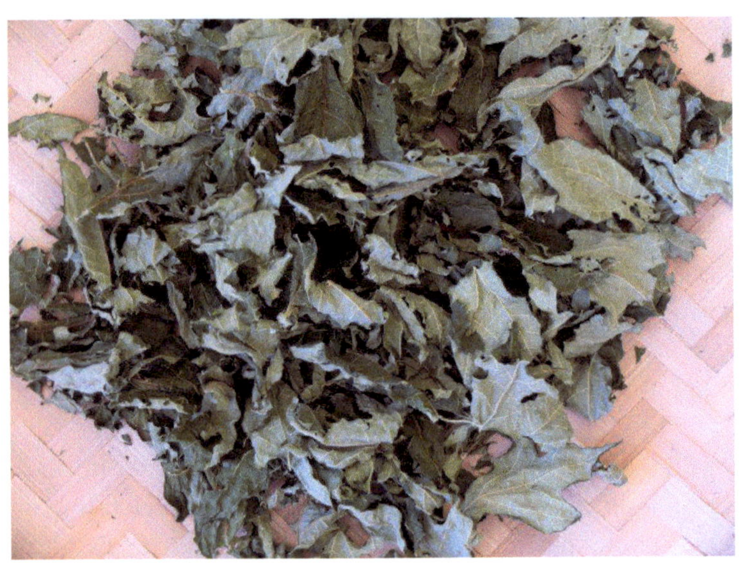

Papayablättertee, getrocknet

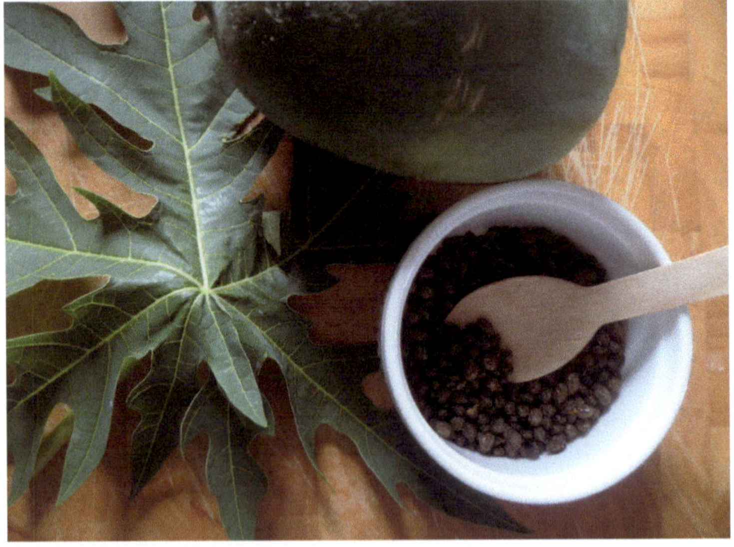

Papayablatt mit grüner Papaya und getrocknete Papayakerne

Brokkolisprossen und Schwarzkümmel: Ein kraftvolles Duo gegen Krebs?

Brokkolisprossen, reich an Sulforaphan und weiteren wertvollen Inhaltsstoffen, gewinnen in der Krebstherapie zunehmend an Aufmerksamkeit. In Kombination mit Schwarzkümmel, dessen heilende Eigenschaften bereits im Ayurveda geschätzt wurden, könnten sie sich als vielversprechende Waffe gegen Bauchspeicheldrüsenkrebs erweisen.

Ein natürlicher Cocktail gegen den Krebs

Die Zubereitung eines kraftvollen Getränks ist denkbar einfach: 0,5 Liter Orangensaft, eine Handvoll Brokkolisprossen und 3 Gramm Schwarzkümmel werden im Standmixer (idealerweise mit 1500 Watt) etwa eine Minute lang püriert. Alternativ können zwei Äpfel mit Mineralwasser verwendet werden. Dieser natürliche Cocktail, der auch die Papain-Therapie (Papayablättertee) unterstützen kann, steht neben seiner krebsbekämpfenden Wirkung auch bei anderen Erkrankungen hilfreich zur Seite.

Anwendung und Dosierung

Verteilen Sie den gemixten Saft auf drei Mahlzeiten und trinken Sie jeweils 0,2 Glas vor dem Essen. Die Anwendung von Schwarzkümmel, auch als kaltgepresstes Öl erhältlich, ist seit jeher bekannt. Seine stark immunregulatorische Wirkung kann ein entgleistes Abwehrsystem wieder ins Gleichgewicht bringen und Besserungen bei Diabetes Typ 2 bis hin zu Krebs bewirken.

Forschungsergebnisse belegen die Kraft der Natur

Der Münchner Immunologe Dr. Peter Schleicher erforschte die Wirkung von Schwarzkümmelöl an 600 Patienten und erzielte bei rund 70% Heilungserfolge, unter anderem bei Pollenallergien, Neurodermitis und Asthma. Auch zur Vorbeugung gegen Erkältungen und Grippe setzt er erfolgreich auf dieses Naturheilmittel.

Kapseln als praktische Alternative

Schwarzkümmelöl ist auch in Kapseln erhältlich, die die Dosierung erleichtern. Je nach Beschwerdebild sollte die Menge mit einem Therapeuten abgestimmt werden. Die Kapseln sind in Apotheken, Drogerien, Reformhäusern und im Versandhandel für Nahrungsergänzungsmittel erhältlich.

Vorbeugung mit der Kraft der Natur

Zur Vorbeugung genügt eine 1000-mg-Kapsel täglich nach dem Mittagessen mit einem Glas stillem Wasser. Für Kinder ab 6 Jahren reicht eine 500-mg-Kapsel pro Tag. Bei höheren Dosen im Krankheitsfall ist Rücksprache mit dem Arzt ratsam.

Schwarzkümmel: Ein vielseitiges Naturheilmittel

Die heilende Kraft des Schwarzkümmels erstreckt sich weit über die Bekämpfung von Krebs hinaus. Seine positiven Eigenschaften zeigen sich auch bei Asthma und Koliken, wobei die empfohlene Dosis von einem Esslöffel pro Tag nicht überschritten werden sollte.

Wissenschaftliche Erkenntnisse belegen die Wirksamkeit

Forschungen der Thomas Jefferson Universität in Philadelphia belegen, dass Thymochinon, ein wichtiger Inhaltsstoff des Schwarzkümmels, das Wachstum von Bauchspeicheldrüsenkrebszellen hemmen und den programmierten Zelltod induzieren kann.

Inhaltsstoffe des Schwarzkümmels:

- Ätherische Öle
- Bitterstoffe
- Asparagin
- Alpha-Pinen
- Campesterol
- Beta-Amyrin
- Cycloartenol
- Gerbsäuren
- Harz
- Isochinolinalkaloide
- Linolensäure
- Linolsäure
- Myristinsäure
- Nigellidin
- Saponine
- Sterole
- Thymochinon
- Triterpensaponine

Schwarzkümmeltee: Zubereitung und Anwendung

1. Einen Esslöffel Samen im Mörser zerstoßen und mit 250 ml kochendem Wasser in einer Teekanne überbrühen.

2. 15 Minuten ziehen lassen und täglich nach den Mahlzeiten eine Tasse trinken.
3. Hilft bei Magen- und Darmbeschwerden.

Rezept für Schwarzkümmeltinktur:

1. 5 gehäufte Esslöffel Samen im Mörser zerstoßen oder in einer Kaffeemühle schroten (nicht zu Pulver mahlen).
2. Samen in ein Schraubglas füllen und mit mindestens 40-45% Korn Schnaps auffüllen, sodass die Samen bedeckt sind.
3. An einem warmen Ort 6 Wochen ziehen lassen.
4. Tinktur in braune Fläschchen mit Pipette abfüllen.

Schwarzkümmeltinktur kann mit Pipette bei betroffenen Hautstellen mit Neurodermitis eingerieben werden. Es kann auch bei Insektenstichen und Akne verwendet werden.

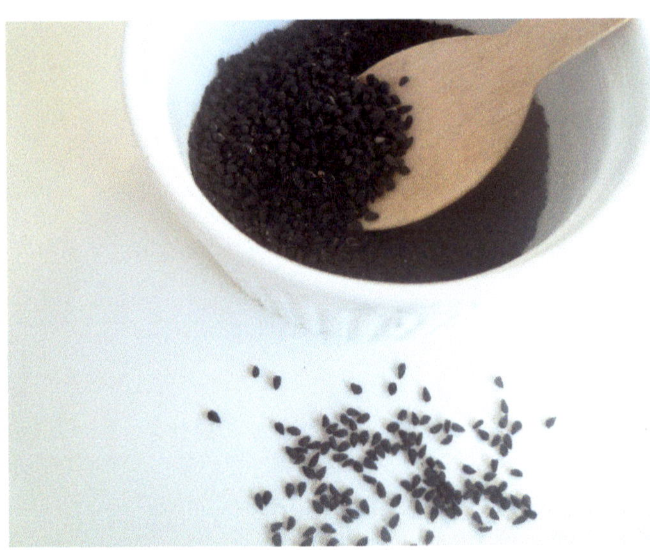

Ägyptischer Schwarzkümmel (Nigella)

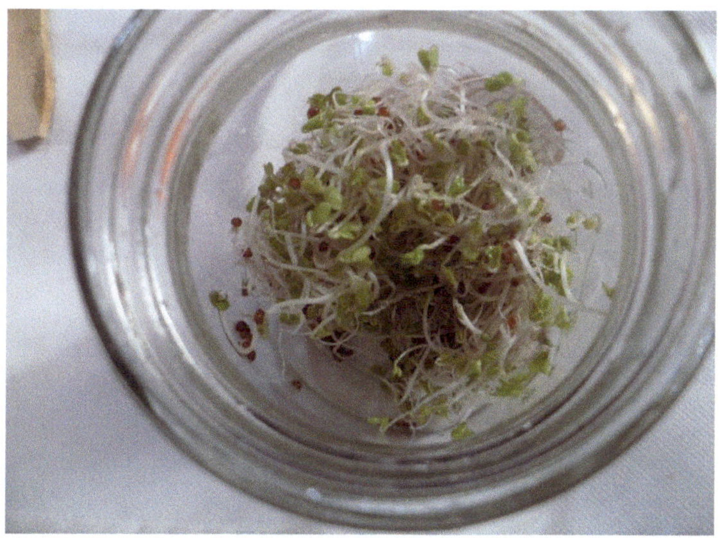

Der Anbau von Brokkolisprossen in tropischen Regionen erfordert viel Liebe und Aufmerksamkeit. Tägliches Spülen mit reinstem Wasser ist ein Muss, um die zarten Sprossen zu kultivieren. Für den spontanen Genuss empfiehlt sich daher der Griff im Gemüseladen.

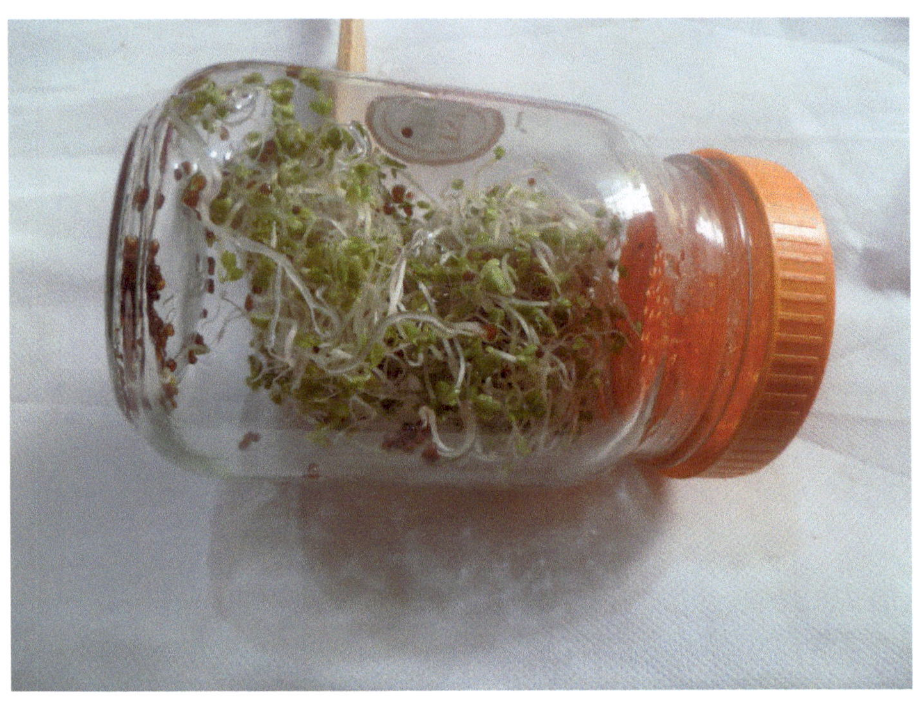

Brokkolisprossen aus eigener Anzucht

Die Zucht von Brokkolisprossen im eigenen Heim ist ein Kinderspiel.

In gut sortierten Gartencentern finden Sie hierfür spezielle Keimgläser, die oft bereits mit Brokkolisamen ausgestattet sind.

Vor der Aussaat sollten die Samen 6-8 Stunden in lauwarmem, kalkarmem Wasser quellen. Kalkhaltiges Wasser kann den zarten Sprossen schaden.

Geben Sie pro Keimglas etwa einen Teelöffel der eingeweichten Samen hinein.

Da Brokkolisprossen Dunkelkeimer sind, sollten Sie die Gläser an einem dunklen Ort aufbewahren, fern von direkter Sonneneinstrahlung.

Spülen Sie die Sprossen mindestens zweimal täglich mit frischem Wasser und achten Sie darauf, dass das Wasser vollständig abläuft, um unangenehme Gerüche zu vermeiden.

Sauberkeit und Hygiene sind das A und O für einwandfreie und frische Sprossen. Sollte sich dennoch ein unangenehmer Geruch entwickeln, ist es ratsam, die Sprossen zu entsorgen.

Wer die eigene Zucht scheut, kann fertig gekeimte Brokkolisprossen im Bioladen erwerben.

Lagern Sie diese jedoch nicht länger als einen Tag im Kühlschrank und genießen Sie sie stets frisch.

Mit dieser einfachen Anleitung steht dem Genuss selbst gezogener Brokkolisprossen nichts mehr im Wege!

Falls jemand nicht mit Brokkolisprossen sich anfreunden kann, kann er natürlich auch zubereiteten Brokkoli als Gemüse verwenden. Allerdings ist Brokkoli als Gemüse nicht so potent wie die Sprossen.

Guavenblättertee: Ein vielseitiges Naturheilmittel mit breitem Anwendungsspektrum

Botanischer Name: Psidium guajava, seit Jahrtausenden in Südamerika kultiviert und den Myrtengewächsen zugehörig. Ursprünglich vermutlich in Mexiko beheimatet, wo auch die Papaya-Pflanze herstammt.

Guavenbäume: Können vereinzelt bis zu 15 Meter hoch werden. Heutzutage werden sie überwiegend in Plantagen als Sträucher in warmen Regionen angebaut. Dies ermöglicht eine einfache Ernte ohne Geräte.

Saisonalität und Ernte: Guavensträucher wachsen relativ langsam und die Früchte sind saisonal bedingt verfügbar. Die kiwiähnliche Frucht gibt es in zwei Sorten: mit rotem und weißem Fruchtfleisch. In der Wachstumsphase ist die Schale grün, in der Reife gelb. Reife Früchte lassen sich leicht mit dem Daumen eindrücken.

Verzehr: Schneiden Sie die Guave mittig durch und löffeln Sie das reife Fruchtfleisch heraus. Die kleinen, harten Kerne im Fruchtfleisch sind bitter und werden nicht mitgegessen. Guaven liefern viel Energie, sollten aber in Maßen verzehrt werden, um Verstopfung zu vermeiden.

Inhaltsstoffe: Reich an Vitamin C, Kalium, Natrium und Magnesium in geringen Mengen. Enthalten sind außerdem Vitamin B1, B3, B5 und B6. Guaven sind eine gesunde Frucht, die den Kreislauf und das Immunsystem stärkt.

Guavenblätter: Ein wahrer Alleskönner

Guavenblätter gewinnen zunehmend an Bedeutung als Heilmittel bei zahlreichen Erkrankungen. Der regelmäßige Genuss von 3 Tassen Guavenblättertee pro Tag fördert eine reibungslose Magen-Darm-Funktion, verhindert Entzündungen und bietet Schutz vor Candida-Pilzinfektionen. Der Tee wirkt antibakteriell und gilt als natürliches Antibiotikum. Seine Anwendungsmöglichkeiten erstrecken sich über die innere Einnahme hinaus, denn er eignet sich auch hervorragend als Umschlag für die äußere Anwendung auf der Haut.

Vorteile des Guavenblättertees:

- Fördert die Magen-Darm-Gesundheit: Verhindert die Ansiedlung von Parasiten und Candida im Magen-Darm-Trakt.
- Entzündungshemmend: Bekämpft Entzündungen im Körper.
- Antibakteriell: Wirkt gegen Bakterien und Infektionen.
- Natürliches Antibiotikum: Kann synthetische Antibiotika ersetzen.
- Vielfältige Anwendungsmöglichkeiten: Hilft bei Abnehmen, senkt den Cholesterinspiegel, bekämpft Bakterien, reguliert den Blutzuckerspiegel, lindert Durchfall und Magenschmerzen, lindert Juckreiz, Bronchitis und Husten, unterstützt bei Gebärmutterentzündungen, Hauterkrankungen (Akne, chronischer Haarausfall), Ohrenentzündungen, Prostatakrebs, Herz-Kreislauf-Erkrankungen, Zahnschmerzen, Zahnfleischerkrankungen, rheumatischen Schmerzen und kann bei Dengue und Malaria hilfreich sein.

Hinweis: Guavenblättertee ist im Gegensatz zu Papaya-Blättertee nicht gegen alle Krebsarten wirksam. Klinische Studien zu diesem

Thema stehen noch aus. Dennoch zeigt der Tee ein breites Anwendungsspektrum bei diversen Erkrankungen.

Zubereitung des Guavenblättertees:

- 5 gehäufte Teelöffel getrocknete Guavenblätter mit 1 Liter kochendem Wasser überbrühen.
- 10 Minuten ziehen lassen.
- Genießen Sie den fruchtig-süßen Geschmack.

Anwendung:

Guavenblättertee sollte kurmäßig bei den oben genannten Beschwerden eingesetzt werden und nicht zur dauerhaften Prophylaxe. Für die Prophylaxe ist Ihre 3-fach Tee-Anwendung vollkommen ausreichend.

Erhältlichkeit: Guavenblättertee finden Sie in Apotheken, Reformhäusern und gut sortierten Teehandelsgeschäften.

Fazit: Guavenblättertee ist ein wertvolles Naturheilmittel mit vielfältigen Anwendungsmöglichkeiten. Seine entzündungshemmenden, antibakteriellen und verdauungsfördernden Eigenschaften machen ihn zu einer Bereicherung für die natürliche Hausapotheke.

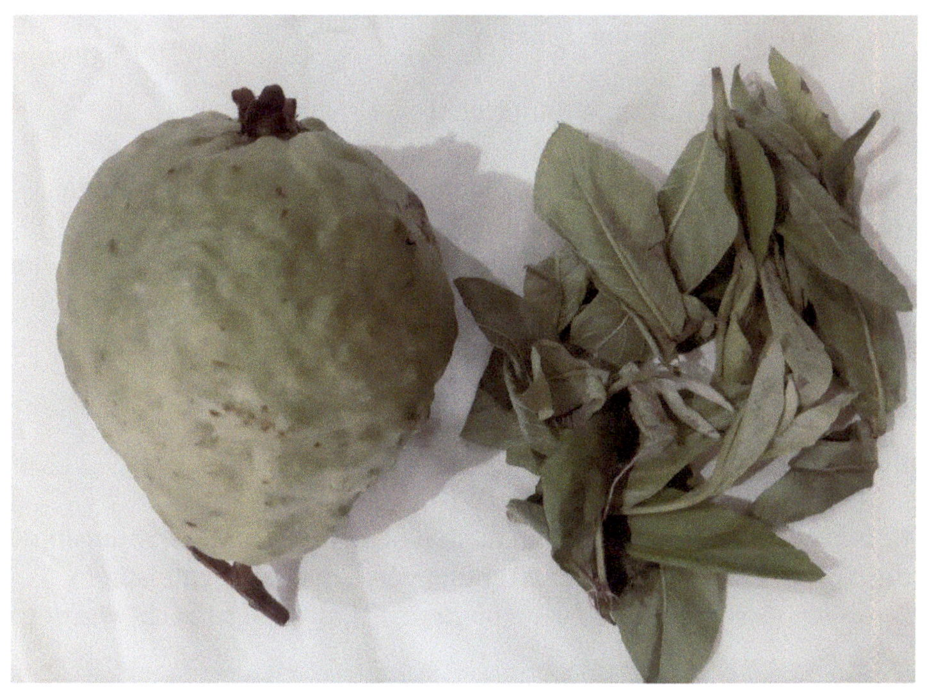

Die meiste Heilkraft haben die Blätter als Tee und Sudtinktur

System Krebs - Leukämie

Entstehung der Leukämie (Blutkrebs)

Die Entstehung von Leukämie, einem bösartigen Tumor des Blutes, ist ein komplexer Prozess, der auf verschiedene Faktoren zurückzuführen ist. Mangelernährung kann eine Rolle spielen, da ein Defizit an essentiellen Nährstoffen wie Folsäure, Vitamin B-Komplexen und Vitamin D3 das Immunsystem schwächen und zu Funktionsstörungen führen kann.

Übersäuerung und ihre Folgen

Neben Mangelernährung kann auch eine chronische Übersäuerung des Körpers (Azidose) die Entstehung von Leukämie begünstigen. Diese Azidose kann durch verschiedene Faktoren verursacht werden, wie z.B.:

- Ernährungsgewohnheiten: Übermäßiger Konsum von Fastfood, gebratenem Fleisch, zucker- und salzhaltigen Lebensmitteln sowie Zusatzstoffen mit fragwürdigen E-Nummern, Phosphaten und Glutamat
- Verarbeitete Getreideprodukte: Vollständig ausgemahlenes und lange erhitztes Getreide, wie z.B. Brot, verliert einen Großteil seiner Nährstoffe und liefert kaum noch Vitalstoffe.

Messung und Regulierung des pH-Werts

Mit Hilfe von pH-Wert-Teststreifen aus der Apotheke kann man den Säuregrad des Urins im häuslichen Umfeld selbst bestimmen.

- Ideale Werte:

- Frühmorgens (erste Morgentoilette): leicht sauer (pH 5,5 - 6,5)
- Ca. 1 Stunde nach dem Frühstück: neutral (pH 7,0)
- Ca. 1 Stunde nach dem Mittagessen: leicht basisch (pH 7,3 - 7,5)

Die Warburg-Hypothese und ihre Bedeutung

Bereits 1920 beschrieb Dr. Otto Warburg die Verbindung zwischen chronischer Übersäuerung und Tumorwachstum (Warburg-Hypothese). Leider findet diese Erkenntnis heute kaum noch Beachtung in der konventionellen Medizin, da sie nicht mit gängigen Therapieansätzen vereinbar ist.

Auswirkungen auf die Blutzellen

Wenn die Blutzellen aufgrund von Mangelerscheinungen oder einer Übersäuerung nicht mehr ausreichend versorgt werden, können sie unter bestimmten Umständen entarten. Diese Entartung kann zu einer Leukämieerkrankung führen.

Schwierigkeiten bei der Früherkennung

Mangelerscheinungen und die beginnende Leukämieerkrankung können anfangs unspezifische Symptome zeigen, die denen einer Grippe ähneln. Dies kann zu Fehldiagnosen und wertvoller Zeitverlust bei der Einleitung der richtigen Therapie führen. Je früher die Leukämie erkannt wird, desto besser sind die Heilungschancen.

Unterschiedliche Formen der Leukämie

Die Art der Leukämie hängt davon ab, welche Blutzellen von der Entartung betroffen sind:

- Lymphatische Leukämie: Entartung bestimmter weißer Blutkörperchen (Lymphozyten) in der Anfangsphase
- Myeloische Leukämie: Entartung von myeloischen Zellen, zu denen auch rote Blutkörperchen (wichtig für die Blutgerinnung) gehören
- Hodgkin-Lymphom und Non-Hodgkin-Lymphom: Subkategorien der lymphatischen Leukämie

Fazit

Die Entstehung von Leukämie ist ein komplexes Zusammenspiel verschiedener Faktoren. Neben genetischen Prädispositionen spielen Ernährung, Lebensstil und ein gesundes Immunsystem eine entscheidende Rolle. Die frühzeitige Erkennung und eine individualisierte Therapie sind für die Heilung von Leukämiepatienten essenziell.

Die Bedeutung von Vitamin D3 bei Krebs

Ein ausreichender Vitamin-D-Spiegel spielt bei der Krebstherapie eine wichtige Rolle. Experten empfehlen einen Wert von mindestens 100 ng/ml. In Kombination mit Magnesium und Vitamin K2 kann Vitamin D seine Wirkung im Körper optimal entfalten. Da Vitamin D die Regulation von über tausend Genen im Körper steuert, ist es für ein gesundes Blutbild essenziell.

Vitamin-D-Supplementierung für verschiedene Altersgruppen

- Babys und Kleinkinder: Je nach Gewicht 800-1000 IE pro Tag
- Ab 12 Jahren: 2500 IE pro Tag
- Erwachsene: 5000 IE pro Tag
- Akuter Krebsbefall: Maximal 120 ng/ml (höhere Werte können zu Hyperkalzämie führen)

- Normalfall: 60 ng/ml

Unterstützung durch fachkundige Beratung

Ein Apotheker kann Sie bei der Auswahl des richtigen Vitamin-D-Präparats unterstützen.

Hochdosierte Therapien bei Systemkrebs (Leukämie)

Ob eine hochdosierte Papain-Therapie oder Vitamin-C-Hochdosis-Infusionen bei Leukämie allein wirksam sind, lässt sich aufgrund fehlender Erfahrungswerte nicht abschließend beurteilen. In der Regel ist eine Kombination mit Chemotherapie oder in Einzelfällen eine Stammzellentransplantation erforderlich.

Begleitmaßnahmen zur Chemotherapie

Um die belastenden Auswirkungen der Chemotherapie zu minimieren, sollten weitere unterstützende Maßnahmen ergriffen werden:

- Entgiftung: Schadstoffe aus dem Körper leiten
- Leicht basische Kost: Den Säure-Basen-Haushalt regulieren
- Ausreichend Ruhephasen: Dem Körper Zeit zur Regeneration geben
- Stressvermeidung: Das Immunsystem stärken

Ganzheitliche Betreuung durch Spezialisten

Die optimale Begleitung bei Krebs erfordert einen ganzheitlichen Ansatz, der neben der medizinischen Therapie auch Ernährung, Lebensweise und mentale Aspekte berücksichtigt. Hierfür sind spezialisierte Onkologen mit einem tiefen Verständnis komplementärer Medizin besonders geeignet. Die Uniklinik Köln gilt als eine der führenden Adressen für diese Art der Krebstherapie.

Ernährungsempfehlungen im eBook

In Ihrem eBook "Die wahren Gesundheitstipps" finden Sie detaillierte und leicht umsetzbare Ernährungsempfehlungen für Krebspatienten. Enthalten sind unter anderem:

- Frühstücks-, Mittags- und Abendessenvorschläge
- Gesunde Snacks für zwischendurch
- Rezepte für Shakes und Smoothies
- Hinweise zu frischem und naturbelassenem Obst und Gemüse
- Anpassungsmöglichkeiten des Ernährungsplans nach Alter und Erkrankung
- Alternative Zubereitungsmethoden wie Dampfgaren, besonders geeignet für ältere Menschen
- Empfehlung für 5 kleine Mahlzeiten pro Tag zur Magenentlastung und besseren Nährstoffaufnahme

Fazit

Neben der medizinischen Therapie spielt die Ernährung eine entscheidende Rolle im Kampf gegen Krebs. Mit den richtigen Maßnahmen können Sie Ihren Körper optimal unterstützen und die Heilungschancen verbessern.

Papayakerne: Ein natürliches Wundermittel mit richtiger Anwendung

Die Einnahme von getrockneten Papayakernen kann eine wertvolle Ergänzung im Rahmen einer gesunden Lebensweise darstellen. Um die optimale Wirkung zu erzielen und gleichzeitig mögliche Nebenwirkungen zu vermeiden, sollten Sie folgende Hinweise beachten:

Anwendung:

- Einmal täglich nach dem Mittagessen: Nehmen Sie die Kerne mit einem Glas stillem Wasser ein.
- Gründliches Kauen und Einspeicheln: Zerkauen Sie die Kerne gründlich und lassen Sie sie gut einspeicheln. Dies verbessert die Aufnahme der Wirkstoffe und fördert die Verdauung.
- Vorteile: Bessere Wirkung durch optimale Aufschließung der Nahrung, Aktivierung von Enzymen und Schutz des Zahnfleisches.

Dosierung:

- Schwangerschaft und Kinder: Schwangere und Kinder unter 12 Jahren sollten auf die Einnahme von Papayakernen verzichten.
- Jugendliche: Jugendliche zwischen 12 und 18 Jahren können ca. 8 Kerne pro Tag einnehmen.
- Erwachsene: Erwachsene können 10 bis 15 Kerne pro Tag einnehmen.
- Hinweis: Überschreiten Sie die empfohlene Dosierung nicht, um Magenverstimmungen zu vermeiden. Diese sind in der Regel harmlos und klingen von selbst wieder ab.

Zusätzliche Informationen:

- Papayakerne können auch in gemahlener Form eingenommen werden.
- Die Kerne sollten kühl und trocken gelagert werden.
- Bei Unverträglichkeiten oder bestehenden Erkrankungen sollten Sie die Einnahme mit Ihrem Arzt abstimmen.

Fazit:

Papayakerne sind ein natürliches Hausmittel mit vielfältigen Vorteilen. Beachten Sie die Hinweise zur richtigen Anwendung und Dosierung, um die positiven Effekte optimal zu nutzen.

Lapacho-Tee: Ein vielseitiges Heilmittel aus dem Regenwald

Entdeckung und Tradition:

Tief im Herzen des südamerikanischen Regenwaldes, in Ländern wie
Brasilien, Paraguay und Peru, beheimatet der Lapacho-Baum (auch
Iperó oder Pau D'Arco genannt) eine Rinde von bemerkenswerter
Heilkraft. Seit Jahrtausenden verehren indigene Völker wie die Inkas
diese rote Rinde und nutzen sie in Form von Lapacho-Tee zur
Linderung und Heilung.

Kultivierung und Eigenschaften:

Heutzutage wird der Lapacho-Baum in Plantagen kultiviert und
erreicht eine beeindruckende Höhe von bis zu 30 Metern. Diese
robusten Bäume können mehrere Jahrhunderte alt werden und
begeistern Botaniker mit ihrer jährlichen Blütenpracht in
purpurroter Farbe.

Heilkraft und Anwendungsgebiete:

Die vielfältigen Wirkstoffe des Lapacho-Tees machen ihn zu einem
wertvollen Naturheilmittel. Berichte belegen seine Wirksamkeit bei
Diabetes Typ 2, wobei einige Anwender sogar auf Insulin verzichten
können. Aufgrund seiner hohen Mineralstoffdichte kann er bei
Leukämie und Non-Hodgkin-Lymphomen unterstützend eingesetzt
werden.

Weitere positive Wirkungen:

- Abmilderung von Chemotherapie-Nebenwirkungen
- Linderung von Zahnschmerzen
- Blutdruckregulierung

- Harntreibende Wirkung
- Blutreinigung
- Sauerstoffanreicherung
- Erhöhung der roten Blutkörperchen
- Antioxidative und antitumorale Eigenschaften
- Entgiftung
- Fiebersenkung
- Förderung der Wundheilung

Inhaltsstoffe:

Der Lapacho-Tee zeichnet sich durch seinen Reichtum an
Spurenelementen und Mineralien aus, darunter Kalzium,
Magnesium, Eisen, Zink, Phosphor, Silizium, Mangan, Chrom,
Molybdän, Kupfer, Kobalt, Natrium, Bor, Jod und Strontium.

Neben diesen Mineralstoffen enthält er etwa 1,5 % ätherische Öle
mit Verbindungen zu Vanillinsäure und Anissäure. Besonders
hervorzuheben ist der Wirkstoff Naphthochinon, auch Lapachol
genannt. Dieser Hauptbestandteil des Lapacho-Tees besitzt ein
breites Spektrum an heilenden Eigenschaften.

Weitere Bestandteile der Lapacho-Rinde:

- 3-4% Harz
- Bitterstoffe
- Glucoside
- Verschiedene Saponine

Anwendung und Dosierung:

Generell sollte die Anwendung von Lapacho-Tee auf maximal 6
Wochen begrenzt sein. Die empfohlene Tageshöchstmenge für

Erwachsene liegt bei 1 Liter. Schwangere und stillende Mütter sollten diesen Tee aufgrund möglicher negativer Auswirkungen auf das Erbgut unbedingt meiden. Für Kinder unter 10 Jahren ist die Rücksprache mit einem Therapeuten ratsam.

Anwendung und Dosierung:

Der Lapacho-Tee sollte kurweise und nicht dauerhaft angewendet werden. Empfehlenswert ist eine Anwendungsdauer von maximal sechs Wochen, gefolgt von einer vierwöchigen Pause. Diese Empfehlung basiert auf der hohen Eisenkonzentration des Tees und der damit verbundenen Möglichkeit von Magenbeschwerden, Durchfall und Krämpfen bei übermäßigem Konsum.

Dosierung:

- Menge: Zwei gehäufte Esslöffel Lapacho-Rinde pro Liter Wasser
- Zubereitung:
    1. Rinde und Wasser in einen Edelstahltopf geben.
    2. 7 Minuten schwach köcheln lassen.
    3. 20 Minuten ziehen lassen.
    4. Abseihen.
- Verzehr:
    - Zimmertemperatur für optimales Aroma
    - Maximal 1 Liter pro Tag
    - Bei Bauchschmerzen Dosis reduzieren

Erfahrungsberichte und Anekdoten:

Der Lapacho-Tee erfreut sich wachsender Beliebtheit in der Naturheilkunde, obwohl wissenschaftliche Studien zu seiner Wirksamkeit noch fehlen. Berichte wie die des Bergsteigers Luis

Trenker, der auf den Tee schwor und ein Alter von 97 Jahren erreichte, sowie die des philippinischen Franziskanermönchs, der seine Diabetes Typ 2 mit Lapacho-Tee heilte, lassen auf positive Effekte hoffen.

Weitere Anwendungsgebiete:

Neben seiner traditionellen Verwendung bei Diabetes Typ 2 und Leukämie berichten Anwender von positiven Erfahrungen bei:

- Hautkrankheiten: Ekzeme, Neurodermitis (äußerliche Anwendung)
- Immunsystemstärkung
- Verzögerung des Alterungsprozesses

Anwendungsmöglichkeiten:

- Tee: Klassische Anwendung, wie oben beschrieben
- Salbe: Herstellung aus Lapacho-Pulver und Sheabutter (bei Hautkrankheiten)

Wichtig:

- Vor der Anwendung: Rücksprache mit dem behandelnden Arzt, insbesondere bei Chemotherapie oder Schwangerschaft
- Qualität: Hochwertige Lapacho-Rinde aus kontrolliertem Anbau verwenden

Das Herstellen von Tinkturen ist eine alte Tradition mit vielseitiger Anwendung. Generell rate ich in diesem Buch von innerlichen Anwendungen ab. Bei Krebserkrankungen sowie bei Kindern und Jugendlichen sind innerliche Anwendungen absolut tabu. Vorsicht! Alkohol, selbst in geringer Dosis, kann abhängig machen. Dasselbe gilt für normalen Haushaltszucker, der heute nahezu nicht mehr wegzudenken ist. Aber dazu komme ich in einem separaten Text.

Tinkturen sind in der Regel einfach herzustellen und erfordern keinen großen Aufwand. Bei der Herstellung von natürlichen Salben oder Cremes sieht es schon anders aus: Je nach Rezept werden nicht nur Heilkräuter, sondern auch Bindemittel wie Schweineschmalz, Sheabutter, Kokosöl, Vaseline oder Sonstiges verwendet. Um eine einwandfreie Salbe herzustellen, müssen alle Utensilien absolut rein und keimfrei sein. Zum Teil werden Salbengrundträger schwach erhitzt und müssen exakt gerührt werden, um ein optimales Ergebnis zu erhalten. Dazu kommt, dass sie, auch im Kühlschrank und in braunen Schraubgläsern aufbewahrt, nur begrenzt haltbar sind.

Sollte dennoch eine Salbe in Frage kommen, gibt es von Moringa, Lapacho und Weinblatt schon fertige Produkte in Apotheken, Drogerien oder im Versandhandel. Vor jedem Kauf/Bestellung sollte man sich unbedingt einen Überblick über die Zutatenliste verschaffen, um ein hochwertiges Produkt zu erhalten.

Herstellung einer Lapacho-Tinktur:

Man nehme ein sauberes 250-ml-Schraubglas und befülle es zur Hälfte mit Lapacho-Rinde. Das Ganze wird dann mit einem Doppelkorn (etwa 40-45 % Alkohol) aufgegossen und sollte gut bedeckt sein. Nach etwa 4 Wochen Ruhezeit an einem warmen Ort ist die Tinktur intensiv und fertig.

Man nehme einen Kaffeefilter, stülpe diesen über ein weiteres sauberes Glas und siebe die Tinktur ab. Danach beschrifte den Inhalt mit Datum, sowie kühl und trocken aufbewahren und für Kinder unzugänglich.

Man kann auch Kleinstmengen in braunen Apothekerfläschchen abfüllen und mit Pipette für Insektenstiche und Pickel direkt auf die Haut auftragen. Bei Neurodermitis/Schuppenflechte wendet man eine getränkte Kompresse mit einer Verdünnung von 3 Esslöffeln Tinktur und 0,5 Liter Weichwasser an und deckt diese anschließend mit einem Verband ab. Diese Prozedur sollte man 3-mal täglich wiederholen. In den meisten Fällen reicht eine Anwendung von einer Woche.

Fazit:

Der Lapacho-Tee ist ein vielversprechendes Naturheilmittel mit breitem Anwendungsspektrum. Obwohl die wissenschaftliche Fundierung noch lückenhaft ist, sprechen Erfahrungsberichte und traditionelle Überlieferungen für seine Wirksamkeit.

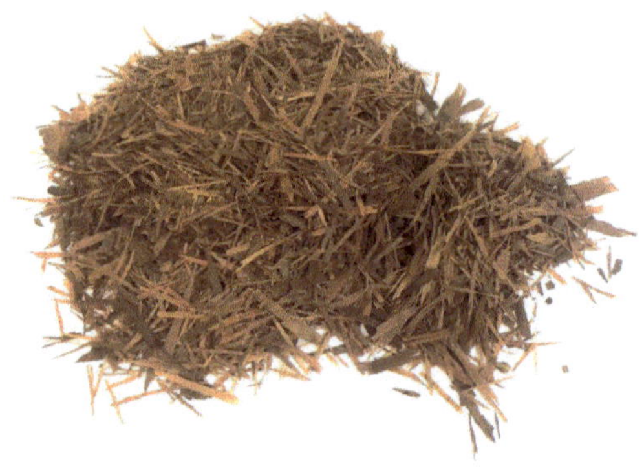

Lapacho Tee. getrocknet

Grüner Tee: Ein Geschenk der Natur im Kampf gegen Krebs

Asiatische Weisheit für ein langes und gesundes Leben

Seit Jahrtausenden verehren Menschen in vielen asiatischen Kulturen grünen Tee als eine der bedeutendsten Heilpflanzen. Das hohe Alter, das viele Menschen in diesen Regionen erreichen, lässt sich zum Teil durch den regelmäßigen Genuss dieses besonderen Getränks erklären.

Ein Schutzschild gegen freie Radikale

Grüner Tee ist reich an Antioxidantien, die unsere Zellen wie ein Schutzschild vor freien Radikalen bewahren. Diese aggressiven Moleküle können Zellschäden verursachen und mit der Entstehung von Krebs in Verbindung gebracht werden. Durch den täglichen Konsum von 4-5 Tassen grünem Tee können Sie aktiv dazu beitragen, das Risiko von Brustkrebs, Prostatakrebs, Magen- und Darmkrebs sowie Ablagerungen an den Herzkranzgefäßen zu senken.

Positive Effekte auf Herz und Kreislauf

Darüber hinaus wirkt grüner Tee sich positiv auf die Cholesterin- und Blutfettwerte aus. Die enthaltenen Polyphenole und Catechine unterstützen die Herzgesundheit und tragen zu einem reibungslosen Kreislauf bei.

EGCG – Ein Schlüsselwirkstoff im Kampf gegen Krebs

Ein besonders wertvoller Inhaltsstoff des grünen Tees ist EGCG (Epigallocatechingallat), ein sekundärer Pflanzenstoff mit hoher antioxidativer Kraft. EGCG macht etwa ein Drittel der Trockenmasse im grünen Tee aus und spielt eine zentrale Rolle in der Krebsprävention. Studien deuten darauf hin, dass regelmäßiger Konsum von grünem Tee im Frühstadium Alzheimer und Parkinson stoppen kann. EGCG schützt die Erbsubstanz vor altersbedingten Schäden und trägt so zur Erhaltung der kognitiven Funktionen bei.

Ein Reichtum an Vitalstoffen

Grüner Tee ist ein wahrer Nährstoffschatz. Neben Antioxidantien enthält er zahlreiche Vitamine, Mineralstoffe, Spurenelemente und 25 Aminosäuren, die bis zu 5 % seiner Inhaltsstoffe ausmachen. Diese Mikronährstoffe spielen eine wichtige Rolle für ein gesundes Immunsystem, eine optimale Energieversorgung und zahlreiche weitere Funktionen im Körper.

Perfekter Teegenuss: Zubereitung und Auswahl

Für die optimale Zubereitung von grünem Tee verwenden Sie etwa 0,5 Liter mineralarmes Wasser, das Sie aufkochen und anschließend auf 70 Grad abkühlen lassen. Geben Sie etwa 2 Esslöffel (ca. 10 Gramm) grünen Tee in eine Kanne und lassen Sie ihn 2-4 Minuten ziehen. Verwenden Sie für den besten Geschmack ausschließlich Glas-, Porzellan- oder Steingutkannen.

Empfehlung: Bio-Qualität aus dem Himalaya

Ich bevorzuge grünen Assam-Tee oder Darjeeling aus der Himalaya-Region. Diese Teesorten sind zumeist in Bio-Qualität erhältlich und naturbelassen. Konventionelle Anbaugebiete wie China oder Japan vermeide ich aufgrund möglicher Rückstände von Pestiziden oder Strahlenbelastung.

Bio-Trend im Teeanbau

Die große Nachfrage nach grünem Tee führt dazu, dass immer mehr Teebauern auf biologischen Anbau umstellen. In meinem ersten eBook war grüner Tee aufgrund der damals begrenzten Bio-Verfügbarkeit noch nicht erwähnt. Mittlerweile ist jedoch eine große Auswahl an hochwertigen Bio-Grüntees auf dem Markt erhältlich.

Fazit: Grüner Tee – Ein wertvoller Beitrag für Ihre Gesundheit

Die regelmäßige Tasse grüner Tee ist nicht nur ein Genuss, sondern auch eine Investition in Ihre Gesundheit. Mit seinen vielfältigen Inhaltsstoffen und antioxidativen Eigenschaften unterstützt grüner Tee Sie aktiv im Kampf gegen freie Radikale und trägt so zu einem langen und gesunden Leben bei.

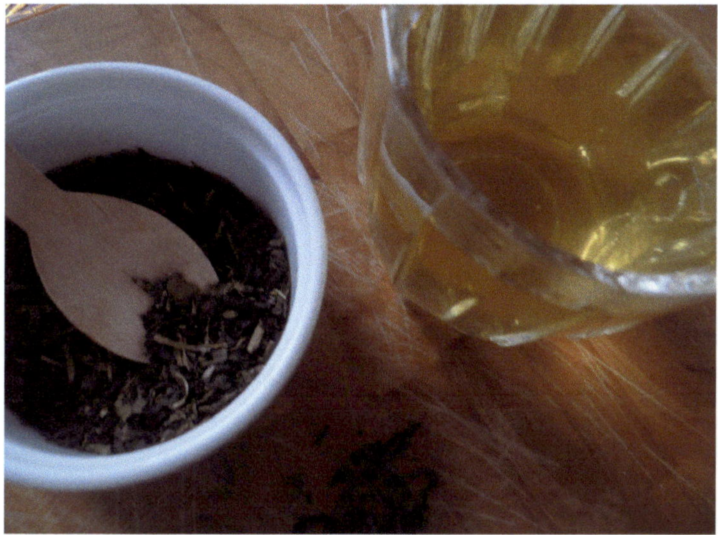

Grüner Tee getrocknet und zubereitet

Weinblätter: Ein kulinarisches und gesundheitliches Geschenk der Natur

Seit Jahrtausenden geschätzt:

Im Mittelmeerraum, wo der Weinbau eine lange Tradition hat, werden Weinblätter seit der Antike nicht nur für die Herstellung köstlicher Speisen, sondern auch für Heilzwecke verwendet. Diese besonderen Blätter sind reich an wertvollen Nährstoffen und bieten eine Vielzahl von gesundheitlichen Vorteilen.

Frisch vom eigenen Weinstock:

Wer die Möglichkeit hat, einen Weinstock im eigenen Garten oder auf der Terrasse zu ziehen, kann die frischesten und gesündesten Weinblätter ernten. Pestizidfreie Bio-Ware aus konventionellem Anbau sollte bevorzugt werden.

Schonende Zubereitung:

Um die wertvollen Inhaltsstoffe der Weinblätter zu erhalten, ist eine schonende Zubereitung empfehlenswert. Im Gegensatz zu Rezepten mit langen Garzeiten, die Vitamine zerstören können, bietet der Dampfgarer eine optimale Methode, um die Blätter in nur 3 Minuten zu garen und gleichzeitig Bitterstoffe zu entfernen.

Ein Reichtum an Vitalstoffen:

Weinblätter sind eine wahre Nährstoffquelle. Besonders hervorzuheben ist der hohe Gehalt an Vitamin B6, das für über 110 Stoffwechselprozesse im Körper verantwortlich ist und eine wichtige

Rolle für die Funktion des Nervensystems und des Immunsystems spielt.

Darüber hinaus enthalten Weinblätter Vitamin A, E, B1, B2, Folsäure, Tocopherol, Pantothensäure, Biotin, Beta-Carotin, Natrium, Kalium, Magnesium, Kalzium, Eisen, Chlorid, Zink, Mangan und Schwefel.

Schutz vor freien Radikalen:

Die Vielzahl von Antioxidantien in Weinblättern bietet einen effektiven Schutz vor freien Radikalen, die Zellschäden und verschiedene Erkrankungen verursachen können.

Positive Effekte auf die Gesundheit:

Der regelmäßige Verzehr von Weinblättern kann sich positiv auf die Gesundheit auswirken, insbesondere:

- Krampfadern: Weinblätter fördern die Durchblutung und unterstützen die Venenfunktion, was Krampfadern vorbeugen und bestehende Symptome lindern kann.
- Hautgesundheit: Weinblätterextrakte finden in Form von Salben und Pasten Anwendung bei Hautkrankheiten wie Neurodermitis und Ekzemen.
- Infekte: Weinblättertee kann bei Harnwegsinfektionen und Atemwegserkrankungen unterstützend wirken.

Zubereitungsmöglichkeiten:

- Gedämpft: Weinblätter können als Beilage zu verschiedenen Gerichten serviert werden.

- Eingelegt: Eingelegte Weinblätter sind eine köstliche und haltbare Vorspeise oder Beilage.
- Tee: Weinblättertee ist ein wohltuendes Getränk mit vielfältigen gesundheitlichen Vorteilen.

Rezepttipp: Weinblätter einlegen:

Zutaten:

- 1 Liter Wasser
- 80 Gramm Salz
- 250 Gramm Weinblätter mittlerer Größe

Zubereitung:

1. Weinblätter gründlich waschen und von Stielen befreien.
2. In saubere Schraubgläser füllen.
3. Salzlake herstellen und die Weinblätter vollständig bedecken.
4. Gläser fest verschließen und kühl lagern.

Die eingelegten Weinblätter sind ca. 6 Monate haltbar. Vor dem Verzehr die Blätter gut abspülen, um das Salz zu entfernen.

Fazit:

Weinblätter sind nicht nur ein kulinarisches Highlight, sondern auch ein wertvolles Geschenk der Natur für unsere Gesundheit. Die Vielzahl an Nährstoffen und die positiven Wirkungen auf verschiedene Körpersysteme machen sie zu einem Superfood, das in jeden Speiseplan integriert werden kann.

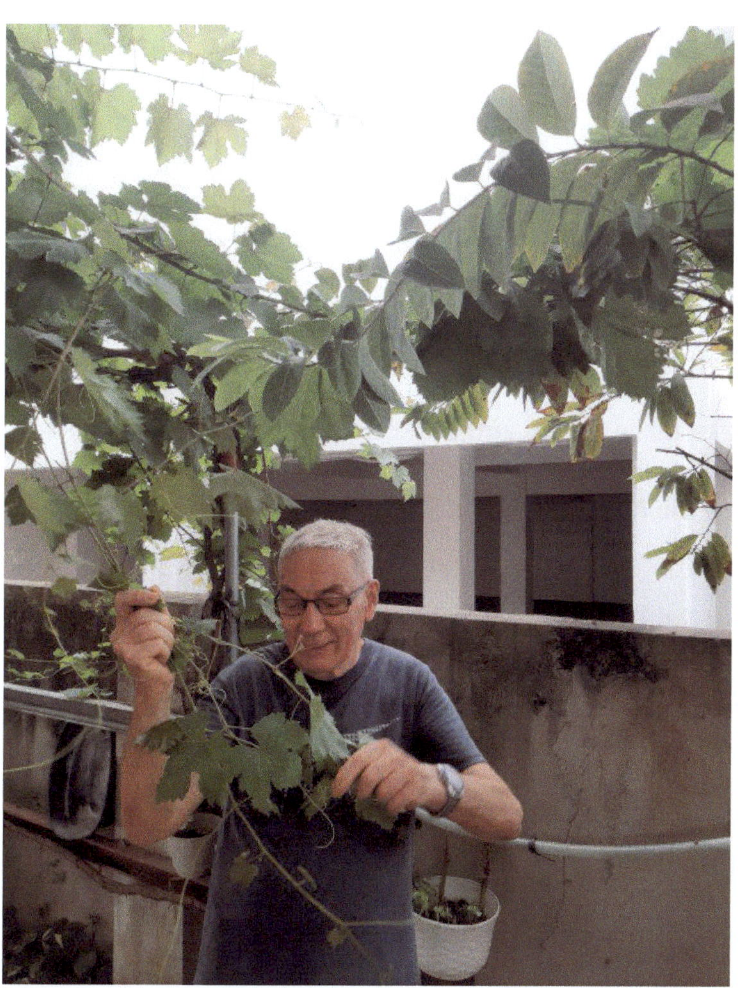

Eigene Weinblätterernte

Knoblauch: Ein altbewährtes Heilmittel mit vielfältigen Wirkungen und mehr als nur ein Gewürz

Knoblauch, dessen Ursprung im mittleren Asien liegt, wird seit über 5000 Jahren angebaut und kultiviert. In vielen Kulturen, beispielsweise auf den Philippinen, ist er als Gewürz und Heilpflanze nicht mehr wegzudenken.

Ein Schatz an Nährstoffen

Neben dem bekannten Allicin enthält Knoblauch eine Vielzahl weiterer wertvoller Inhaltsstoffe wie Saponine, Vitamin B1, B6, Vitamin C sowie die Mineralstoffe Kalium, Phosphor, Kupfer, Eisen und Mangan.

Positive Effekte auf die Gesundheit

Der regelmäßige Verzehr von Knoblauch kann sich positiv auf verschiedene Bereiche der Gesundheit auswirken:

- Herz-Kreislauf-System: Knoblauch unterstützt die Gefäßgesundheit und kann den schleichenden Alterungsprozess entgegenwirken. In der Mittelmeerregion, wo Knoblauch traditionell reichlich verwendet wird, sind Herzinfarkte und Schlaganfälle deutlich seltener.
- Immunsystem: Der Inhaltsstoff Allicin stärkt das Immunsystem und kann so das Risiko von Erkältungen und Infektionen reduzieren.
- Blutwerte: Knoblauch kann die Blutfettwerte verbessern und so zur Vorbeugung von Herz-Kreislauf-Erkrankungen beitragen.
- Blutdruck: Knoblauch wirkt blutdrucksenkend und kann bei Bluthochdruck unterstützend eingesetzt werden.

Dosierung und Anwendung

Für Erwachsene gelten 5 bis 7 Gramm roher Knoblauch pro Tag als
unbedenklich und verursachen in der Regel keine Blähungen.
Kleinkinder sollten aufgrund ihres noch nicht vollständig
entwickelten Verdauungstraktes keinen rohen Knoblauch verzehren.

Personen, die blutverdünnende Medikamente einnehmen, sollten
ihren Knoblauchkonsum mit ihrem Arzt abstimmen, da es zu
Wechselwirkungen kommen kann.

Maximale Wirkung durch richtige Zubereitung

Der Wirkstoff Allicin liegt in der Knoblauchzehe zunächst in einer
Vorstufe, der Aminosäure Alliin, vor. Erst wenn die Zehe geschnitten
oder fein gehackt wird, entsteht das aktive Allicin.

Fazit:

Knoblauch ist ein wertvolles Lebensmittel mit vielfältigen positiven
Auswirkungen auf die Gesundheit. Durch seinen hohen Gehalt an
Nährstoffen und sekundären Pflanzenstoffen kann er zu einem
gesunden Lebensstil beitragen.

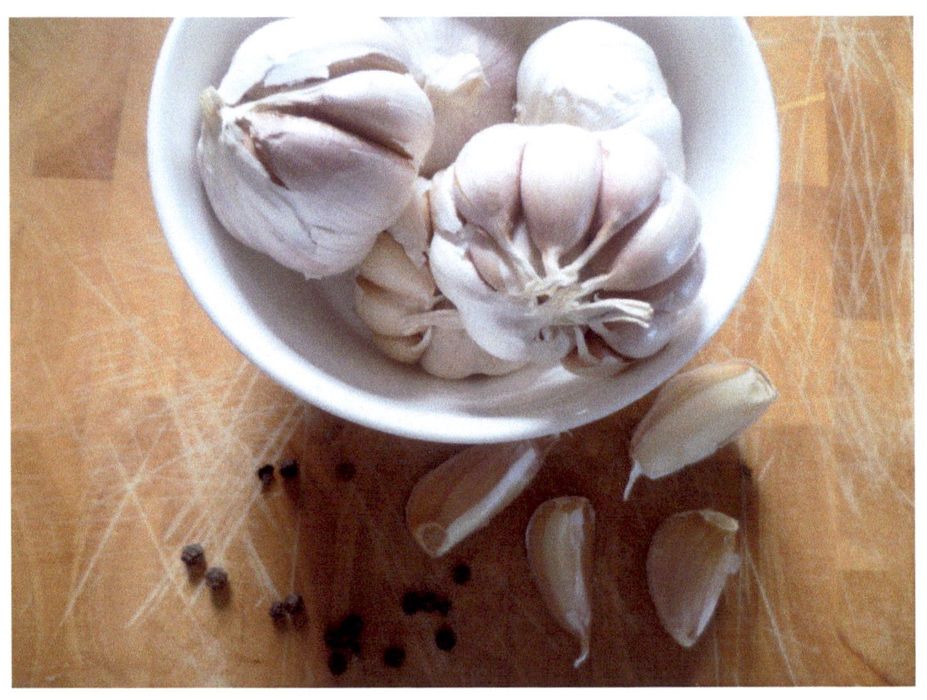

Knoblauch

Löwenzahn: Ein vielseitiges Naturheilmittel mit breitem Anwendungsspektrum

Löwenzahn – mehr als nur ein Unkraut

Der Löwenzahn, der im gesamten europäischen Raum weit verbreitet ist, wird von vielen Menschen als lästiges Unkraut betrachtet. Doch hinter seiner unscheinbaren Erscheinung verbirgt sich ein wahrer Schatz der Natur: Der Löwenzahn ist sowohl ein schmackhaftes Nahrungsmittel als auch ein wertvolles Heilmittel.

Inhaltsstoffe und Wirkstoffe

Alle Teile des Löwenzahns, von den Blüten über die Blätter bis hin zur Wurzel, enthalten wertvolle Inhaltsstoffe. Die Wurzel zeichnet sich besonders durch ihren hohen Gehalt an Bitterstoffen, Mineralstoffen (Calcium, Kalium, Natrium) und Aminosäuren (Asparaginsäure, Glycin, Prolin, Glutaminsäure) aus. Ein wichtiger Wirkstoff ist Taraxacin, das den Stoffwechsel und die Verdauung anregt.

Anwendungsgebiete

Traditionell wird der Löwenzahn in der Naturheilkunde vielseitig eingesetzt:

- Krebs: Inzwischen empfehlen zahlreiche Heilpraktiker den Löwenzahnwurzeltee als unterstützende Maßnahme bei Krebserkrankungen.
- Rheuma und Arthrose: Die entzündungshemmenden Eigenschaften des Löwenzahns können bei Rheuma und Arthrose Linderung verschaffen.

- Hautkrankheiten: Bei Ekzemen und anderen Hautkrankheiten kann der Löwenzahn äußerlich als Salbe oder Umschlag angewendet werden.
- Bluthochdruck: Löwenzahnwurzeltee kann blutdrucksenkend wirken und bei Bluthochdruck unterstützend eingesetzt werden.
- Warzen: Der milchige Saft des Löwenzahns kann bei Warzen helfen.
- Hoher Blutzuckerspiegel: Löwenzahnwurzeltee kann den Blutzuckerspiegel senken und bei Diabetes mellitus Typ 2 unterstützend eingesetzt werden.
- Leberschaden: Löwenzahnwurzeltee kann die Leberfunktion unterstützen und bei Leberschäden Linderung verschaffen.

Dosierung und Anwendung

- Tee: Für eine Tasse Tee einen Teelöffel getrocknete Löwenzahnwurzel mit etwa 80 Grad heißem Wasser überbrühen und 10 Minuten ziehen lassen. Vor einer Mahlzeit trinken. Die tägliche Verzehrmenge sollte 4 Tassen nicht überschreiten.
- Umschlag: Frische Löwenzahnblätter zerdrücken und als Umschlag auf die betroffene Stelle legen.

Hinweise

- Vor der Anwendung von Löwenzahn sollte sichergestellt werden, dass keine Allergie gegen die Pflanze besteht.
- Bei bestimmten Erkrankungen wie Darmverschluss, Verstopfung der Gallenwege oder Gallenblasenentzündung sollte Löwenzahn nicht angewendet werden.
- Schwangere und Stillende sollten die Anwendung mit ihrem Arzt abstimmen.

- Klinische Studien zur Wirksamkeit des Löwenzahns sind noch nicht abgeschlossen.

Fazit

Der Löwenzahn ist ein vielseitiges Naturheilmittel mit breitem Anwendungsspektrum. Seine Bitterstoffe, Mineralstoffe und Aminosäuren können bei verschiedenen Beschwerden Linderung verschaffen.

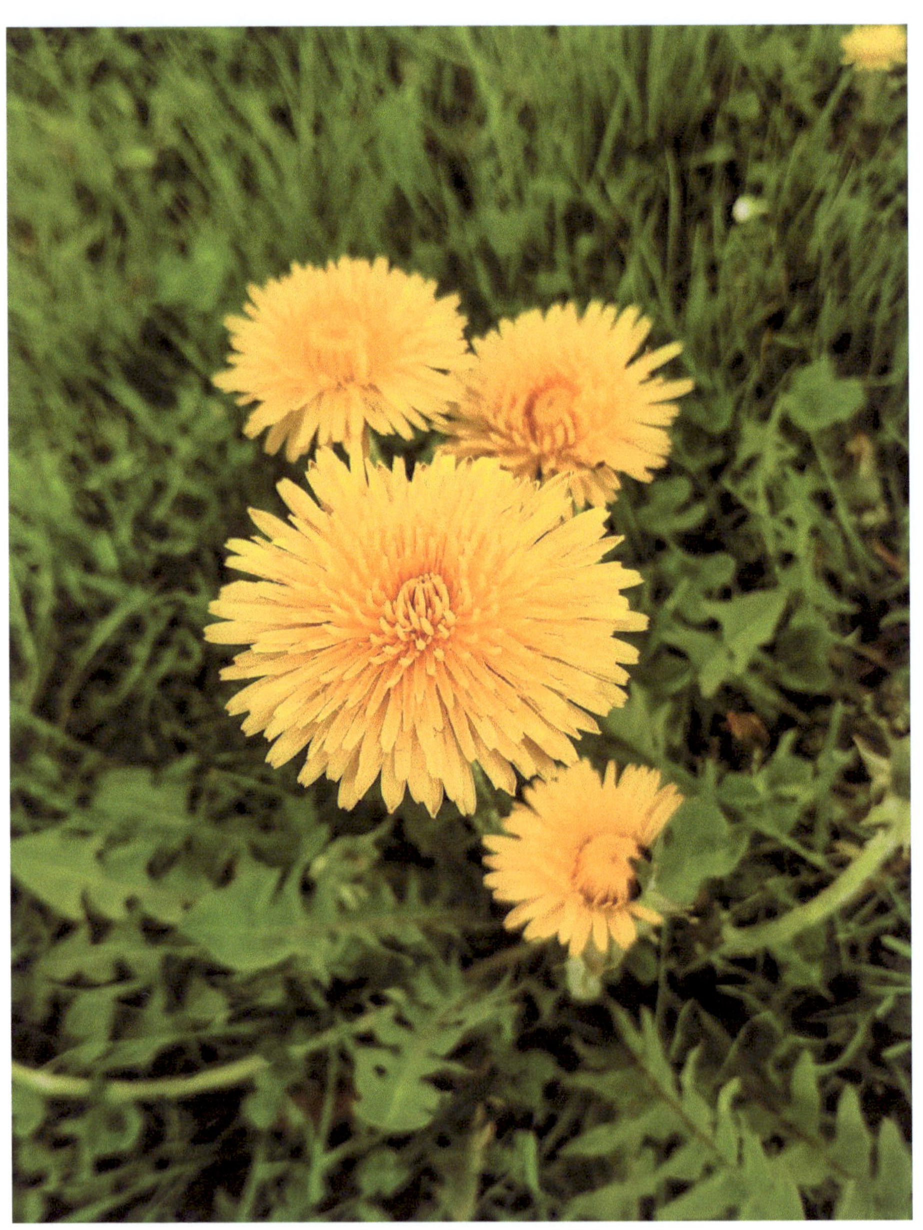

Löwenzahn

Kapuzinerkresse: Ein natürliches Multitalent für Gesundheit und Wohlbefinden

Kapuzinerkresse (Tropaeolum majus) – mehr als nur eine Zierpflanze

Die Kapuzinerkresse ist nicht nur eine farbenfrohe Zierpflanze, sondern auch ein wertvolles Heilmittel mit vielfältigen Wirkungen. Ihre Blätter, Blüten und Knospen können sowohl roh als auch gekocht verzehrt werden und bereichern jeden Salat mit einer leicht scharfen Note.

Anzucht und Verfügbarkeit

Die Kapuzinerkresse lässt sich leicht selbst im Garten, im Topf auf dem Balkon oder sogar auf der Fensterbank ziehen. Wer keinen Garten besitzt, findet frische Kapuzinerkresse auch im Bioladen oder getrocknet in Reformhäusern, Apotheken und Teehandel.

Zubereitung von Tee und Tinktur

- Tee: 10-15 Gramm frische Blätter und Blüten mit einem Liter heißem Wasser (ca. 80 Grad) überbrühen und 10 Minuten ziehen lassen. Den Tee abseihen und maximal einen Liter pro Tag genießen, um die Magenschleimhaut nicht zu reizen.
- Tinktur: 100 Gramm frische Blüten und Blätter mit mindestens 40%igem Alkohol (z.B. Korn) ansetzen. Die Mischung in einem Schraubglas gut verschlossen zwei Wochen lang bei Zimmertemperatur (20-22 Grad) ziehen lassen und zwischendurch schütteln. Die fertige Tinktur in braune Fläschchen mit Pipette abfüllen und kühl lagern. Die Haltbarkeit beträgt ca. ein Jahr.

Anwendungsgebiete und Wirkstoffe

Die Kapuzinerkresse ist ein natürliches Antibiotikum und eine wertvolle Ergänzung zu chemischen Mitteln. Sie ist reich an sekundären Pflanzenstoffen wie Glucosinolaten, die als Antioxidantien wirken und das Risiko von bakteriellen Infektionen bis hin zu Krebs reduzieren können. Die enthaltenen Senföle wirken entzündungshemmend und helfen bei Atemwegserkrankungen, Bronchitis und Blasenentzündung.

Weitere positive Eigenschaften:

- Stärkung des Immunsystems durch Anregung der Antikörperbildung
- Blutdrucksenkende und regulierende Wirkung
- Schutz vor zellschädigenden freien Radikalen
- Antitumorale Wirkung in Zellkulturen (z.B. Lungen- und Darmkrebs)
- Breites Wirkungsspektrum gegen Bakterien (z.B. Staphylokokken, Pneumokokken) und Pilze (z.B. Candida albicans) sowie Grippeviren
- Unterstützung bei infizierten Wunden, Hautkrankheiten und Ekzemen

Dosierung und Anwendungshinweise

- Erwachsene sollten täglich nicht mehr als 3 Blüten und Blätter der Kapuzinerkresse verzehren, da diese leicht scharf ist.
- Tee und Tinktur sollten nicht länger als 6 Wochen angewendet werden, um die Magenschleimhaut zu schonen.
- Vor der Anwendung auf Hautpartien sollte die Verträglichkeit an einer kleinen Stelle getestet werden.

Fazit

Die Kapuzinerkresse ist ein vielseitiges Naturheilmittel mit
wissenschaftlich belegten Wirkungen für Gesundheit und
Wohlbefinden. Ihre einfache Anwendung und gute Verträglichkeit
machen sie zu einer wertvollen Ergänzung für die Hausapotheke.

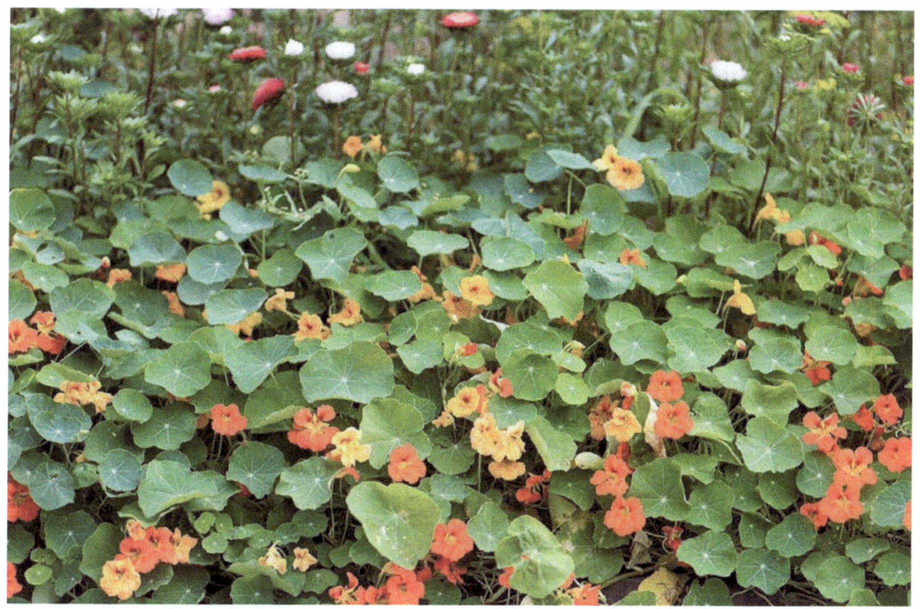

Kapuzinerkresse im Garten

Die subtile Gefahr: Zucker als legale Droge

In unserer modernen Welt lauert eine unterschwellige Gefahr: Zucker, in all seinen Formen, hat sich zu einer legalen Droge entwickelt, von der wir abhängig werden. Konzerne wie Nestlé profitieren immens von diesem ungesunden Konsum, während ein Ende des Trends nicht abzusehen ist.

Die Verantwortung liegt bei uns

Dennoch liegt es in unserer eigenen Macht, unsere Ernährung bewusst zu gestalten. Wir tragen die Verantwortung für unsere Gesundheit und sollten die Folgen eines übermäßigen Zucker- und Fettkonsums kennen. Leider führen diese Ernährungsgewohnheiten häufig zu Krankheiten, die dann auf Kosten der Krankenkassen von Ärzten behandelt werden müssen.

Symptombekämpfung statt Prävention

Oftmals beschränkt sich die medizinische Behandlung auf die Verschreibung von Blutdruck- und Cholesterinsenkern, ohne die eigentlichen Ursachen der Beschwerden anzugehen. Mangelnde Kompetenz oder Zeit seitens der Ärzte hindern sie häufig daran, Patienten umfassend aufzuklären und zu einem gesünderen Lebensstil anzuleiten.

Fastfood als Gesundheitsrisiko

Der Griff zu Fastfood mag verlockend sein, doch die negativen Auswirkungen auf unsere Gesundheit sind enorm. Konzerne wie Nestlé und Big Pharma profitieren von diesem ungesunden Trend, während die Leidtragenden die krank gewordenen Konsumenten sind.

Eigenverantwortung und Prävention

Ärzte können zwar Krankheiten behandeln, doch die Verantwortung für unsere Gesundheit liegt letztendlich bei jedem Einzelnen. Ein Leben auf der Überholspur, geprägt von ungesunder Ernährung und mangelnder Bewegung, hat seinen Preis und kann jeden von uns treffen. Es ist höchste Zeit, umzudenken und aktiv für unser Wohlbefinden einzustehen.

Stressbewältigung im Alltag: Gesundheit und Wohlbefinden im Fokus

Stress – ein weit verbreitetes Thema mit ernstzunehmenden Folgen

Stress ist in der heutigen Gesellschaft allgegenwärtig und sollte nicht länger ignoriert werden. Es bedarf eines neuen Umgangs mit diesem Phänomen, geprägt von mehr Aufmerksamkeit, Rücksichtnahme, Selbstvertrauen und Gelassenheit. Jeder Mensch mit gesundem Menschenverstand muss lernen, seine Grenzen zu erkennen und diese auch zu kommunizieren.

Der Arbeitsalltag als Stressfalle

In vielen Unternehmen, insbesondere in Klein- und Mittelbetrieben, ist der Arbeitsdruck enorm hoch und geht oft zu Lasten der Gesundheit der Mitarbeiter. Schon der Weg zur Arbeit kann zur Stressfalle werden, wenn Gedanken an den bevorstehenden Tag kreisen und die Konzentration auf die Fahrt im Verkehr kaum möglich wird.

Die Folgen von chronischem Stress

Mitarbeiter, die bereits am Arbeitsplatz unter Schweißausbrüchen leiden, bevor der Arbeitstag überhaupt begonnen hat, tragen ein hohes Risiko für gesundheitliche Beeinträchtigungen. Kreislaufzusammenbrüche und Bluthochdruck sind nur einige der möglichen Folgen. In solchen Fällen ist ein offenes Gespräch mit den Vorgesetzten unerlässlich. Wenn diese keine Lösungen finden können, sollte ein Arbeitsplatzwechsel in Betracht gezogen werden.

Stressbewältigung als gesamtgesellschaftliche Aufgabe

Das Thema Stressbewältigung darf nicht länger tabuisiert werden. Es betrifft Menschen jeden Alters und muss offen angesprochen werden. In unserer Gesellschaft darf es nicht toleriert werden, dass Arbeitnehmer unter unzumutbarem Druck leiden. Rechtliche Schritte sollten in solchen Fällen erwogen werden. Ein stressfreier Arbeitsplatz ist die Grundlage für mehr Wohlbefinden und Gelassenheit.

Gesundheit als oberste Priorität

Gesundheit ist unser höchstes Gut und sollte für jeden Vorgesetzten selbstverständlich sein. Es ist die Pflicht von Führungskräften, ein Arbeitsumfeld zu schaffen, in dem die Mitarbeiter ihre Aufgaben ohne ständigen Druck bewältigen können.

Stress in der Familie – die Vorbildfunktion der Eltern

Auch innerhalb der Familie kann es zu Stresssituationen kommen. In solchen Fällen ist es wichtig, die innere Ruhe zu bewahren und Eskalationen zu vermeiden. Eltern sollten ihren Kindern ein Vorbild sein und ihnen Strategien zur Stressbewältigung vermitteln. Aufklärung und Sensibilisierung bereits im Kindesalter spielen eine wichtige Rolle für ein gesundes Stressmanagement im späteren Leben.

Jeder Einzelne trägt Verantwortung

Jeder Mensch hat es selbst in der Hand, wie er mit Stress umgeht und wie er sein Leben gestaltet. Es ist nie zu früh, damit anzufangen. Wie mein Vater es so treffend formulierte: "So wie man in den Wald hineinruft, so schallt es auch wieder heraus." Dieses Zitat sollte uns alle dazu anregen, unsere Gedanken und unser Verhalten zu hinterfragen und aktiv für unser eigenes Wohlbefinden zu sorgen.

Stressbewältigung als Teil eines gesunden Lebensstils

Stressbewältigung ist ein wichtiger Bestandteil eines gesunden Lebensstils. Durch die Integration von Entspannungstechniken, einem achtsamen Umgang mit sich selbst und dem Setzen von Grenzen kann jeder Einzelne lernen, Stress zu reduzieren und seine Gesundheit zu schützen.

Elektrosmog und Gesundheit: Was Sie wissen sollten

Einfluss elektromagnetischer Felder auf den Menschen

Die zunehmende Verbreitung von elektronischen Geräten in unserem Alltag führt zu einer stetig wachsenden Belastung durch elektromagnetische Felder (EMF).

Menschen, die sensibel auf EMF reagieren, können unter einer Reihe von Beschwerden leiden, die als "Elektrohypersensitivität" (EHS) bezeichnet werden. Zu den häufigsten Symptomen zählen:

- Kopfschmerzen
- Antriebslosigkeit
- Schlafstörungen
- Übelkeit
- Konzentrationsstörungen
- Herzbeschwerden

EMF im Alltag und mögliche Auswirkungen

EMF sind zwar unsichtbar und nicht spürbar, doch sie sind in unserer modernen Welt allgegenwärtig. Besonders hohe Belastungen finden sich in Ballungsgebieten, wo Mobilfunkmasten, Stromleitungen und andere Quellen elektromagnetischer Strahlung zusammentreffen.

In der Tat zeigen Studien, dass die Krebsrate in Regionen mit hoher EMF-Belastung statistisch auffällig erhöht sein kann. Neben der Strahlenbelastung spielen in diesem Zusammenhang aber auch andere Faktoren wie Luftverschmutzung und Lebensstil eine Rolle.

Schutzmaßnahmen und Vorsorge

Obwohl ein eindeutiger Zusammenhang zwischen EMF und Gesundheitsproblemen noch nicht abschließend geklärt ist, gibt es einige Maßnahmen, die Sie zur Vorsorge ergreifen können:

- Vermeiden Sie unnötige Strahlenbelastung: Schalten Sie WLAN und Bluetooth ab, wenn Sie sie nicht benötigen. Verwenden Sie ein Headset beim Telefonieren mit dem Handy.
- Entfernen Sie elektronische Geräte aus dem Schlafzimmer.
- Greifen Sie zu kabelgebundenen Alternativen statt WLAN.
- Nutzen Sie Produkte mit niedrigem Strahlenemissionswert.

Entgiftung und Unterstützung des Körpers

Neben dem Schutz vor EMF spielt die allgemeine Gesundheit und die Fähigkeit des Körpers zur Entgiftung eine wichtige Rolle.

Eine ausgewogene Ernährung, ausreichend Bewegung und Stressreduktion sind wichtige Faktoren für ein starkes Immunsystem und eine gute körpereigene Entgiftungsfähigkeit.

Fazit

Die Auswirkungen von EMF auf die Gesundheit sind komplex und noch nicht vollständig erforscht. Dennoch ist es sinnvoll, die eigene Belastung zu minimieren und auf die Signale des Körpers zu achten.

Eine Kombination aus Vorsorgemaßnahmen, einem gesunden Lebensstil und der Unterstützung der körpereigenen Entgiftung kann dazu beitragen, die negativen Auswirkungen von EMF zu reduzieren und die eigene Gesundheit zu stärken.

Hinweis: Die hier aufgeführten Informationen ersetzen nicht die Beratung durch einen Arzt oder Heilpraktiker. Bei gesundheitlichen Beschwerden sollte immer ein Arzt konsultiert werden.

Das lege ich Ihnen sehr ans Herz!

Noch etwas in eigener Sache:

Mit dem Erscheinen meines neuen eBooks "Krebs heilt man anders" läutet "help no limits" sein Zeitalter ein. Seit 2015 veröffentliche ich auf meiner ganzheitlichen Webseite "die wahren Gesundheitstipps" und mein erstes eBook. In dieser Zeit haben wir im Stillen leidende Kinder und Senioren in der Region La Union auf Nordluzon der Philippinen, unserer Heimat, mit Sachspenden unterstützt.

Da wir selbst vor Ort anpacken und keine Verwaltungskosten entstehen, kommt Ihre Spende zu 100% bei den Bedürftigen an. Statt Geldspenden kaufen wir haltbare Lebensmittel, Schulbedarf für Kinder und Kleidung. Diese Hilfsgüter werden dringend benötigt und kommen sehr gut an. Meine Frau und ich verteilen die Spenden persönlich vor Ort.

Mit dem Start meines zweiten eBooks "Krebs heilt man anders" beschreiten wir neue Wege. Anstatt über einen Verlag zu veröffentlichen, vermarkten wir das Buch direkt. Dabei haben Sie die Möglichkeit, mit einer Spende von 5€ gleichzeitig hilfsbedürftige Kinder und Senioren zu unterstützen.

Dafür möchten wir uns bereits jetzt von ganzem Herzen bedanken. Da wir kein eingetragener Verein sind, können wir leider keine Spendenquittungen ausstellen. Wir bitten hierfür um Ihr Verständnis.

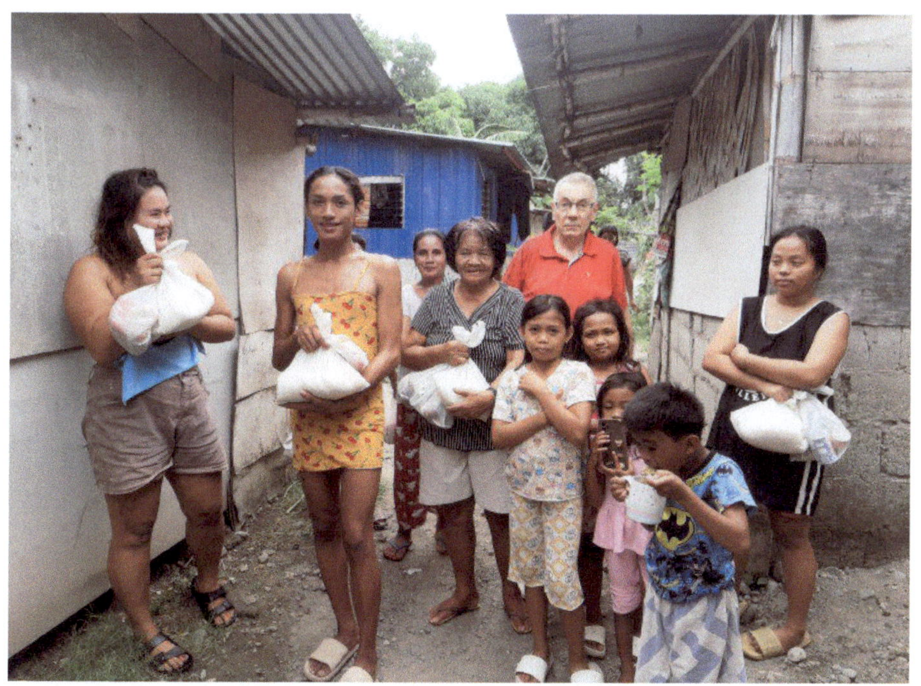

Hier war ich mit meiner Frau unterwegs und habe Bedürftige
unterstützt mit Reis und weiteren haltbaren Lebensmitteln

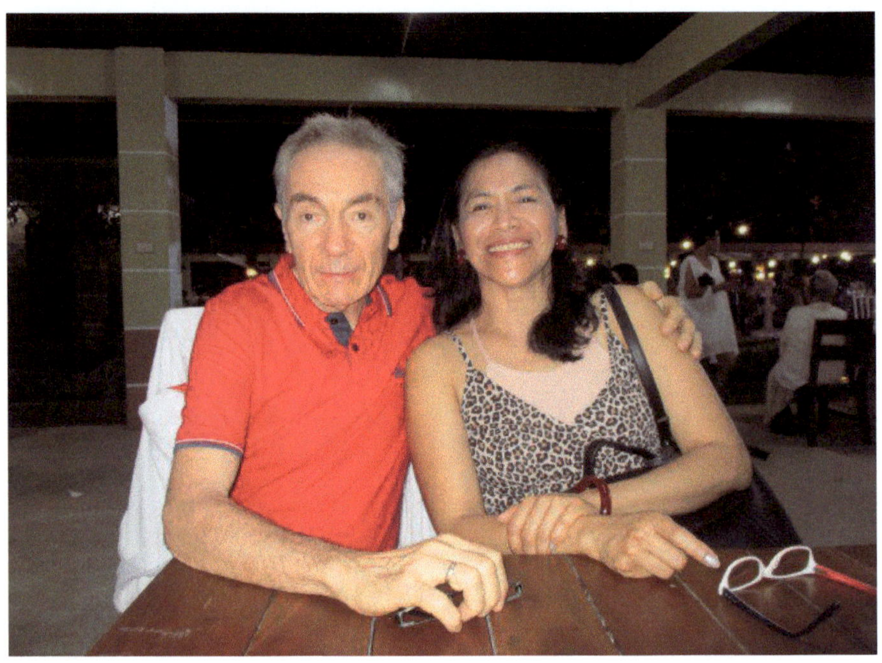

Mit Herz und Tat: Eugen und Arceli Ritter engagieren sich für Menschen in Not

Getrieben von der tiefen Überzeugung, dass niemand in Not allein gelassen werden darf, haben sich Eugen und Arceli Ritter der Unterstützung notleidender und kranker Menschen in ihrer Region verschrieben.

Mit ihrem Projekt „help no limits" bieten sie diesen Menschen konkrete und unbürokratische Unterstützung. Lebensmittel, die Haltbarkeit gewährleisten, Schulmaterialien für Kinder, Kleidung und sogar neues Wellblech für ein durchgerostetes Dach – die Sachspenden, die Eugen und Arceli Ritter organisieren, sind vielfältig und spiegeln die dringlichsten Bedürfnisse der Menschen in ihrer Umgebung wider.

Dieses neue Buchprojekt ist ein weiterer Meilenstein in ihrem unermüdlichen Engagement. Mit dessen Hilfe möchten sie ihre Unterstützungsleistungen noch weiter ausbauen und gleichzeitig auf die prekäre Situation notleidender Menschen aufmerksam machen.

Gesund leben und vital bleiben bis ins hohe Alter – mit meiner langjährigen Erfahrung

Als erfahrener Praktiker mit jahrzehntelanger Expertise in der ganzheitlichen Naturheilkunde bin ich leidenschaftlich daran interessiert, Menschen auf ihrem Weg zu lebenslanger Gesundheit zu begleiten. In diesem umfassenden Ratgeber habe ich mein Wissen und meine Erkenntnisse sorgfältig aufbereitet, um Sie zu befähigen, die Verantwortung für Ihre Gesundheit zu übernehmen und ein Leben voller Vitalität zu führen.

Dieser ultimative Ratgeber dient als Leuchtfeuer der Hoffnung und beleuchtet die transformative Kraft der ganzheitlichen Naturheilkunde im Angesicht von systemischen Krebserkrankungen. Mit einer Mischung aus realen Erfahrungen und unerschütterlicher Authentizität enthülle ich das bemerkenswerte Potenzial dieses Ansatzes, um eine Vielzahl von gesundheitlichen Herausforderungen anzugehen.

Während wir unser Verständnis von systemischen Krebserkrankungen wie Leukämie und Non-Hodgkin-Lymphom weiterentwickeln, bleibe ich in meinem Streben nach innovativen Lösungen treu. Mein Engagement für die Forschung nährt meinen Glauben daran, dass selbst die größten Herausforderungen gemeistert werden können.

Mit herzlicher Dankbarkeit lade ich Sie ein, mich auf dieser kraftvollen Reise zu ganzheitlichem Wohlbefinden zu begleiten. Gemeinsam können wir das transformative Potenzial der Naturheilkunde erschließen und den Weg für ein Leben voller Vitalität und Widerstandsfähigkeit ebnen.

Noch ein allgemeiner Hinweis zur Preisgestaltung dieses Buchs:

Seit 2015 teile ich auf meiner Webseite kostenfrei mein Wissen und biete aktuelle Tipps rund um Ihre Gesundheit. Um diese umfangreiche Plattform weiter zu betreiben und Ihnen weiterhin die neuesten Informationen zur Verfügung zu stellen, erlaube ich mir mit dem Erscheinen meines neuen eBooks "Krebs heilt man anders" einen kleinen Beitrag von 1€ pro Exemplar zu erheben. Ihre Investition in Ihre Gesundheit ist es mir wert!

Mit dem Kauf des eBooks "Krebs heilt man anders" unterstützen Sie nicht nur meine Arbeit, sondern erhalten Sie auch wertvolle Erkenntnisse, wie Sie Ihre Gesundheit selbst in die Hand nehmen und bis ins hohe Alter aktiv und vital bleiben können. Investieren Sie in Ihre Zukunft - für ein gesundes und erfülltes Leben!

Mit herzlichen Grüßen,

Eugen Franz Heinrich Ritter

Hinweis zum Urheberrecht:

Eugen Franz Heinrich Ritter im Jahr 2024

Alle Rechte vorbehalten. Die Vervielfältigung, Verbreitung oder Weitergabe dieses E-Books, auch in Teilen, ist ohne die schriftliche Genehmigung des Autors nicht gestattet. Zuwiderhandlungen können zivil- und strafrechtliche Konsequenzen nach sich ziehen.